RECHERCHES

SUR LES

TUMEURS CONGÉNITALES

DE LA

RÉGION SACRO-COCCYGIENNE

PAR

Edouard LACHAUD

DOCTEUR EN MÉDECINE DE LA FACULTÉ DE PARIS
EXTERNE DES HOPITAUX

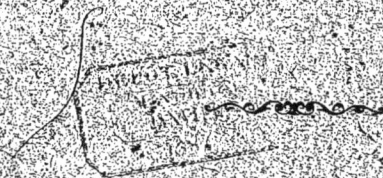

PARIS

UNION GÉNÉRALE DE LA LIBRAIRIE

CHARLES BAYLE ET Cie

11 et 10, rue de l'Abbaye, 11 et 10

1883

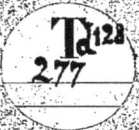

RECHERCHES

SUR LES

TUMEURS CONGÉNITALES

DE LA

RÉGION SACRO-COCCYGIENNE

PAR

Edouard LACHAUD

DOCTEUR EN MÉDECINE DE LA FACULTÉ DE PARIS

EXTERNE DES HOPITAUX

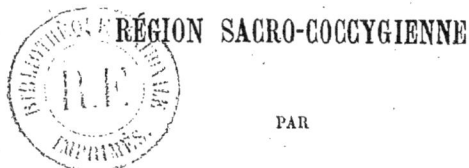

PARIS

UNION GÉNÉRALE DE LA LIBRAIRIE

CHARLES BAYLE ET Cie

11 et 10, rue de l'Abbaye, 11 et 10

1883

A LA MÉMOIRE DE MON PÈRE

A MA MÈRE

A} M. LE DOCTEUR LANNELONGUE

Membre de l'Académie de médecine
Professeur agrégé à l'école de Médecine
Chirurgien des hôpitaux
Chevalier de la légion d'honneur

A M. LE DOCTEUR PROUST

Professeur-agrégé à l'École de Médecine
Médecin des hôpitaux
Membre de l'Académie de Médecine
Chevalier de la légion d'honneur
(Externat 1882-83)

A MON PRÉSIDENT DE THÈSE

M. LE PROFESSEUR PANAS

Professeur de clinique ophthalmologique
Membre de l'Académie de médecine
Chevalier de la Légion d'honneur

RECHERCHES

SUR LES TUMEURS CONGÉNITALES

de la région sacro-coccygienne

AVANT-PROPOS

Depuis longtemps, les tumeurs congénitales de la région sacro-coccygienne ont préoccupé les chirurgiens, non-seulement, à propos de leur origine et de leur composition, mais encore au point de vue du pronostic plus ou moins favorable qui devait être porté, et du traitement que l'on devait appliquer. Toutefois, malgré les nombreux travaux consacrés à l'étude de ces tumeurs, on n'est pas parvenu à élucider la question de leur étiologie et de leur pathogénie. Ce retard dans la connaissance de cette partie de la pathogénie infantile vient surtout des difficultés auxquelles se sont heurtés les auteurs ; difficultés qui nous ont arrêté bien souvent et qui nous auraient forcé, peut-être, à renoncer à notre travail, si nous n'avions pas eu recours à l'extrême obligeance de notre excellent maître M. le docteur Lannelongue, qui a bien voulu nous aider de ses conseils et de ses lumières. Il était, en effet, bien difficile pour nous de pouvoir nous reconnaître au milieu des différentes

Lachaud   2

opinions émises; car, sous la vague dénomination de tumeurs congénitales, on a décrit des tumeurs qui n'ont que le siège comme point commun, et qui diffèrent entre elles, par leur nature, leur marche, leur terminaison et la manière dont elles sont influencées par la thérapeutique.

Ayant été assez heureux pour recueillir à l'hôpital Trousseau l'observation de deux petits malades nés avec des tumeurs de la région coccygienne, nous avons cru bien faire d'entreprendre ce travail; heureux si nous pouvons présenter un résumé fidèle de l'histoire de ces affections, et servir pour bien peu, il est vrai, à compléter leur étude.

Nous envisagerons le sujet dans son sens général; laissant le moins possible de côté les observations de tumeurs de cette région. La difficulté de la traduction des nombreux auteurs étrangers sera une des grandes causes des oublis qui pourront se glisser dans notre travail. Nous demandons sur ce point la plus grande indulgence. Nous passerons ensuite en revue les principaux systèmes, empruntant aux uns ce qu'ils auront de bon et laissant de côté les idées trop absolues. Puis réunissant nos différentes connaissances, nous décrirons les tumeurs aussi exactement que nous le pourrons afin de reconnaître par la suite leurs causes, de les distinguer les unes des autres et enfin de savoir quelle pourra être leur durée et quel traitement il est bon d'employer. Nous terminerons enfin par un index bibliographique des auteurs que nous avons consultés.

Qu'il nous soit permis de remercier notre excellent maître M. le docteur Lannelongue, non-seulement de toute la bienveillance qu'il a bien voulu nous prodiguer pendant l'année que nous avons passée à son service ; mais encore des conseils qu'ils nous a si généreusement donnés pour mener à bonne fin le travail qui doit terminer nos études.

Que M. le professeur Panas reçoive l'expression de notre gratitude pour avoir bien voulu accepter la présidence de notre thèse.

Nous ne saurions oublier MM. Ramonède, prosecteur d'anatomie, Vignal, préparateur au collège de France, et Frémont, interne du service de M. Lannelongue, qui nous ont si obligeamment prêté leur concours dans nos recherches.

HISTORIQUE

L'historique de la question qui nous occupe peut être utilement divisé en deux parties. Dans la première nous nous occuperons des auteurs qui avant la thèse de Molck (1868) ont émis une opinion sur l'origine des tumeurs sacro-coccygiennes. Dans la seconde, nous réunirons les idées diverses des nombreux auteurs qui depuis Molck, ayant pu examiner une de ces tumeurs, en ont donné un compterendu exact et basé sur l'étude histologique.

Première partie. — Sans nous arrêter aux observations du XVIe et du XVIIe siècle qui tiennent presque entièrement de la fable, et qui n'ont fait en rien avancer la question, nous remonterons à Schmidt qui le premier en 1806 donne une observation détaillée. Longtemps, toutes les tumeurs de la région sacro-coccygienne ont été confondues ; Schmidt (1806), Meckel (1818), et Himly (1831) les font toutes rentrer sans distinction aucune dans une seule et même classe. Pour eux toutes les tumeurs congénitales situées à la région ano-coccygienne, sont des inclusions fœtales, ou des monstruosités parasitaires. En 1842 Ammon fit une première classification, mais cette classification n'est basée sur aucun examen ; il reconnaît seulement que les tumeurs sacro-coccygiennes n'ont pas toutes la même forme, la même composition anatomique, et sur ces seules différences il les range en quatre classes : 1° les hernies, 2° les hydrorachis, 3° les inclusions fœtales, 4° les néoplasmes.

Ollivier d'Angers, dans son traité des maladies de la moelle épinière, contrairement à l'opinion de ses prédécesseurs, croit que les tumeurs congénitales sont situées plus souvent au sacrum qu'aux autres parties du corps. Il prétend de plus que ce sont presque toujours des spina bifida. Il reconnaît quatre causes à ces affections : 1° arrêt de développement de la moelle; 2° les causes mécaniques de l'accouchement provoquant une compression de la tête et le refoulement du liquide; 3° l'hydrocéphalie due à une maladie de la moelle serait une cause fréquente d'hydrorachis; 4° l'urine pourrait en s'épanchant dans le rachis, former la poche kystique.

Il ne croit pas aux accidents héréditaires et termine en exposant les différents traitements qu'il est bon d'employer.

En 1836, G. Saint-Hillaire assigne une place aux inclusions fœtales dans son Traité des anomalies. Il range la monstruosité par inclusion dans la classe des monstres doubles, ordre des parasitaires, tribu des Endocymiens.

Braune de son côté, en 1842, accepte la grande division suivante : 1° monstruosités doubles (parasitaires ou inclusions fœtales ; 2° des tumeurs néoplasiques sans parties fœtales. Il divise la première classe en monstruosités doubles complètes ou incomplètes qui se distinguent entre elles non seulement par le nombre et l'importance des parties du squelette, mais encore par les rapports des vaisseaux sanguins entre eux. Dans la seconde classe il reconnaît trois groupes principaux : 1° les tumeurs coccygiennes des auteurs, constituées par un néoplasme malin; 2° les productions kystiques ; 3° les lipômes. Parmi ces véritables tumeurs il signale : 1° les tumeurs dont la connexion avec le canal vertébral est démontrée ; 2° celles qui proviennent de la dégénérescence de la glande de Luschka ; 3° les tumeurs fibreuses (cysto-fibrômes, cysto-sarcomes) enfin 4° des tumeurs observées chez l'adulte et dont la nature congénitale n'est pas absolument prouvée.

Giraldès, dans différentes publications sur les tumeurs, coccygiennes les range toutes sous le même chef. Pour lui les tumeurs qui ont leur pédicule au sacrum comme celles qui partent du coccyx sont toutes sans exception des spina bifida.

Vehrner, en 1843, dans son mémoire sur les hygromas kystiques congénitaux, rapproche ces tumeurs de celles que l'on trouve au cou et à l'aisselle.

Malgaigne, dans le *Journal de chirurgie* (1845), croit que toutes ces tumeurs sont d'anciens sacs d'hydrorachis, dont la communication a été oblitérée ou dont l'orifice a été considérablement rétréci. Horth (Thèse de Haller), Bush (*Revue médicale* 1829), Velpeau (Médecine opératoire), croient au contraire que ces tumeurs ne sont pas des spina bifida.

Veling (*Des tumeurs enkystées de l'extrémité du tronc fœtal*. Strasbourg, 46) dit que l'on ne doit pas attribuer aux centres nerveux l'origine de ces tumeurs. Il croit au contraire, sans affirmer que la théorie de Meckel puisse être complètement rejetée, que ces tumeurs congénitales sont une affection bien moins grave que ne le pense ce dernier. Il suppose que toutes les malformations sont des tumeurs enkystées. Il établit un diagnostic différentiel dans le spina bifida, et conseille comme traitement la ligature élastique ou l'ablation au bistouri, lorsque la tumeur se relie par plusieurs points au tronc du fœtus.

En 1852, M. Guibout communique à la Société de médecine une observation de spina bifida de la région sacro-lombaire. Il croit avec Giraldès que toutes les tumeurs de cette région sont des spina bifida qui peuvent, à la naissance, être encore complets, ou qui sont représentés par des kystes provenant de l'oblitération du canal rachidien pendant la vie intra-utérine.

Lotzbeck (1858), se basant sur l'examen histologique, fait une nouvelle classification. Pour lui, les tumeurs de la région sacrée postérieure ne tirant pas leur origine d'une affection de la moelle ou du canal rachidien peuvent se diviser en deux grands groupes : Tumeurs dans la véritable acception du mot, consistant : 1° en une modification des parties molles voisines (hernie dorsale sacrée congénitale) ; 2° en une distension contre nature, et alors ordinairement liée à un arrêt de développement osseux, de l'espace fermé qui constitue l'extrémité terminale de la colonne vertébrale (hydrorachis sacré congénital) ; 3° en néoplasmes sacrés congénitaux, et comme se ratachant à ce groupe les inclusions fœtales de la région sacro-coccygienne. Puis il classe toutes ces tumeurs suivant l'élément histologique qui prédomine : En tumeurs graisseuses, cartilagineuses, osseuses, vasculaires, cystiques, fibreuses et épithéliales.

Un mémoire, publié par le Bulletin de thérapeutique, n'établit pas de différence entre les tumeurs congénitales. Il croit que toutes ces tumeurs peuvent se ranger dans la classe des spina, et il conseille comme traitement soit la ponction, soit la compression et même l'excision complète de la tumeur dans certains cas.

Luschka, en 1860, décrit la glande coccygienne, qui, d'après lui, est toujours constante, et reçoit des vaisseaux de l'artère sacrée moyenne et des nerfs du ganglion coccygien et du ganglion impair. Il termine son mémoire en disant que, d'après sa structure, on peut déjà admettre que c'est dans cette glande que se développent certains kystes congénitaux du périnée.

Le professeur Heschl, de Cracovie, cite une observation de dégénérescence de la glande coccygienne ; l'examen histologique qui a été fait semblerait prouver que c'est bien le tissu glandulaire qui était hypertrophié.

Périn, après avoir fait l'anatomie et l'histologie de la glande de Luschka, n'est pas du même avis que ce dernier auteur au sujet de la glande coccygienne. Pour lui, cette glande ne ressemble pas aux glandes vasculaires, mais bien plutôt à une glande sudoripare.

Il fait ensuite une division des tumeurs congénitales et tumeurs acquises, cite différentes observations, puis il se demande si l'on ne doit pas les rapporter à la glande coccygienne. Il en donne la raison suivante : les tumeurs prennent toutes naissance à la pointe du coccyx et se développent assez rapidement. Puis il termine par quelques mots sur le pronostic qui, pour lui, serait assez favorable et sur le traitement. Il préfère les injections iodées à l'emploi du bistouri.

Fœrster (1861) les regarde comme une monstruosité pygopage ; il croit qu'elles sont toutes dues à un reste fœtal qui disparaît après leur avoir donné naissance.

Moussaud, dans sa thèse soutenue en 1861, traite de toutes les tumeurs congénitales du fœtus. Il prétend qu'elles doivent être toutes des inclusions fœtales.

Constantin Paul (1862) ne cherche pas à faire une classification. Il relate vingt-six cas d'inclusions fœtales. Chaque observation, très détaillée, sert à montrer les différentes espèces d'inclusions qui peuvent exister d'après la partie du corps qui prédomine dans l'inclusion, il les cite par ordre de fréquence. Il analyse ensuite le liquide dans lequel nage le fœtus parasitaire, établit exactement le siége de ces tumeurs et expose les différences qui les feront diagnostiquer d'un autre cas pathologique. Dans son pronostic, il reconnaît les dangers qui menacent l'enfant, tant après l'accouchement, que pendant et après l'opération. Il termine ses conclusions en disant que l'inclusion peut siéger dans toutes les couches de la région sacro-périnéale, et que dans certains cas des opérations bien conçues peuvent débarrasser l'enfant qui renferme dans cette région un fœtus parasitaire.

M. Joulen, dans sa thèse de concours, 1863, ne s'occupe que secondairement des tumeurs congénitales. Il n'en parle qu'au point de vue des difficultés qu'elles peuvent présenter pour l'accouchement.

En 1865, Depaul présente à la Société de biologie une tumeur congénitale sacro-coccygienne, et d'après l'examen histologique fait par M. le professeur Robin, il conclut qu'elle doit provenir de l'hypergénèse de la substance grise de la moelle épinière.

Cruveilhier, dans son Traité d'anatomie pathologique, tomes II, III, IV, s'occupe des monstres doubles parasitaires. Il croit que ces monstruosités sont essentiellement composées par deux fœtus ; l'un bien développé, l'autre vivant en parasite, avec une circulation double, le parasite ayant un intermédiaire analogue au placenta. Il admet ensuite différentes classes suivant que le fœtus est inclus complètement ou qu'il est greffé superficiellement. La théorie qu'il donne de la formation de ces monstruosités est celle de la fécondation des deux germes, dont l'un se développe mal et s'enferme dans le second.

Pour le spina bifida, Cruveilbier en admet deux genres, les uns avec pénétration de la moelle dans la tumeur, les autres formés par la hernie des enveloppes de la moelle communiquant avec le canal ou bien complètement séparées.

Kunn, dans une lettre à la Société de chirurgie, 1867, rapporte une observation de spina bifida de la région périnéale qu'il a disséqué en 1837. Il termine sa note en disant que la dépression infundibuliforme, espèce de cicatrice en cul de poule, quelquefois profonde, quelquefois infiniment adhérente à la pointe du coccyx, ne serait autre chose que la trace d'une ancienne hydrorachis des premiers temps de la vie embryonnaire ayant été couverte, puis cicatrisée. Il fait remarquer de plus, que cette dépression est très commune, une fois sur quatre ou cinq et une fois sur trois chez des gens qui sont dans les établissements orthopédiques.

Enfin, en 1868, Molck, interne des hôpitaux de Strasbourg, réunit dans sa thèse un grand nombre des observations publiées et donne une classification nouvelle. Dans son avant-propos il divise son sujet en cinq chapitres. Dans le premier il relate les observations recueillies par lui, puis il classe les tumeurs en six groupes : 1° Cysto-sarcomes et sarcomes ; 2° tumeurs enkystées ; 3° dégénérescence de la glande coccygienne ; 4° lipômes, tumeurs caudales ; 5° inclusions fœtales ; 6° tumeurs de nature complexe. Dans le second chapitre il fait l'anatomie pathologique de ces tumeurs. Il décrit leur volume, leur siège, leur longueur, leur point d'attache, leur enveloppe et leur limite. Il arrive alors à sa classification. Il passe en revue les différentes classes, explique quels sont les caractères qui lui font reconnaître tel ou tel genre de tumeur. Il se demande ensuite si à l'exemple de Depaul il doit rejeter la théorie du spina bifida sacro-coccygien ou bien accepter la théorie de Giraldès et de Tarnier. Il déclare opter pour les deux théories. Avec Verneuil, Depaul et Trélat, il reconnaît qu'il ne peut pas y avoir de spina bifida du coccyx ; mais il croit avec Giraldès que ceux du sacrum, quoique très rares, n'en existent pas moins. Il ne se prononce pas sur les tumeurs à myélocèles de Robin, mais il pense que ces tumeurs ne sont pas aussi nombreuses que le croit Depaul. Enfin, contrairement à ce dernier auteur, il n'admet pas l'existence des tumeurs embryoplastiques. L'existence d'une tumeur carcinomateuse ne lui paraît pas démontrée ; malgré l'avis de Witist et Wohlgemuth qui ne voient pas pourquoi l'organisme, si riche en éléments plastiques, n'offrirait pas un terrain favorable au développement de pareilles tumeurs. Dans son chapitre de l'étiologie, Molck prétend que l'on ne peut pas admettre qu'un organe unique puisse être la source de toutes les tumeurs congénitales. Leurs situations différentes sont, d'après lui, une preuve absolue contre leur communauté d'origine. Un état pathologique de la moelle ou des méninges ne peut à lui seul engendrer des tumeurs de natures aussi diverses. Il combat la théorie de Périn à propos de la glande de Luschka. Il croit enfin aux inclusions fœtales. Dans son chapitre relatif au diagnostic et au pronostic il s'occupe de l'état de la mère et de l'état de l'enfant et suivant les diffé- rents cas il est pour une intervention immédiate ou pour une sage expectation.

M. Duplay, après la thèse de Molck, publie en 1868, dans les Archives générales de médecine et de chirurgie, un article où il analyse avec la thèse de Molck les travaux qui ont précédé.

Il accepte la classification de Molck ainsi que les réserves de cet auteur, en ce qui concerne les différentes opinions émises sur le spina bifida sacro-coccygien ; il combat l'opi- nion de ceux qui croient qu'il existe des spina bifida du coccyx.

Après avoir décrit la glande de Lusckha, il fait comme Molck énormément de réserves sur l'opinion de Périn, qui suppose que l'origine de toutes les tumeurs coccygiennes est due à l'hypertrophie de cette glande.

Il croit que les tumeurs caudales osseuses sont une pro- duction hyperplasique du coccyx tandis que les tumeurs lypomateuses ne diffèrent en rien quant à leur origine des lipomes des autres régions. Il termine en disant que l'ex- plication donnée n'est pas la bonne, car il faut trouver la raison de la tendance qu'ont ces tumeurs à se développer par en bas contrairement à celles des autres régions qui s'étendent dans tous les sens.

En 1869, M. le docteur Poincarré publie, dans les comptes rendus de la Société médicale de Nancy, une observation de tumeur coccygienne qu'il rattache à l'inclusion fœtale.

Dans sa communication à la Société de chirurgie, M. le professeur Panas après avoir donné les causes de la confusion qui règne sur la question des tumeurs coccygiennes, fait connaître son avis sur ces tumeurs. Il se demande si la tumeur provient de l'inclusion d'un germe, ou bien si c'est un véritable néoplasme. D'après MM. Cornil et Ranvier, il existerait des tumeurs analogues se développant chez l'adulte, dans le testicule, l'ovaire ou la parotide. M. Panas se demande si chez le fœtus les tumeurs coccygiennes n'ont pas la même origine ; et pourquoi ces tumeurs affectionnent particulièrement la région ano-coccygienne, serait-ce la trop fameuse glande de Lusckha qui serait leur point d'origine ? Il cherche enfin pourquoi on retrouve du cartilage et des kystes dans ces tumeurs, et la signification de la richesse excessive en vaisseaux de la masse néoplasique.

« Voilà, dit cet auteur, autant de considérations, qui
« nous l'avouons, laissent planer des doutes sérieux dans
« notre esprit. Aussi sommes-nous porté à nous demander
« si dans notre cas, comme dans les cas analogues on ne
« doit pas bien plus penser à une inclusion fœtale avortée
« qu'à un néoplasme pathologique véritable. »

Hergott, dans sa thèse de concours 1878, parle des tumeurs coccygiennes au point de vue seul de l'accouchement. Il donne les règles à suivre pour mener à bonne fin la délivrance, il conseille la ponction de la tumeur, si elle est liquide, et le morcellement du fœtus si l'on a affaire à une inclusion qui empêche la fin de l'accouchement.

En 1883, M. le professeur Duplay a traité de nouveau,

dans son livre de pathologie externe, la question des tumeurs congénitales. Il n'expose pas de théorie, mais il
croit que l'existence de l'inclusion et du spina ne peut être
mise en doute. Quant aux néoplasmes, il les divise en sar-
cômes, kysto-sarcômes, kystes, lipômes, tumeurs caudales
et tumeurs de nature complexe. Il ne se prononce pas sur
leur origine. Il se demande cependant si l'hypertrophie de
la glande de Luschka n'est pas pour quelque chose dans
la formation de certaines d'entre elles. Il fait ensuite le
diagnostic et établit le pronostic pour chacune des tumeurs.
Il est d'avis, pour ce traitement, d'opérer par extraction
complète ou incomplète, si la santé de l'enfant le permet.

Monod et Brissaud, dans leur publication du *Progrès
médical* (11 août 1877), s'expriment ainsi en terminant :
« Sans exprimer une opinion formelle dans un sens ou
dans l'autre, nous avons une certaine tendance à admettre
que les tumeurs de la région congénitale sacro-coccygienne,
depuis les inclusions manifestes jusqu'aux variétés décrites
sous le nom de tumeurs mixtes, forment une série continue, une sorte de gradation sans ligne de démarcation bien
nettement établie, et dont les caractères s'accusent par de
simples différences de plus ou de moins. »

En 1879, à propos de la communication de M. Comby,
M. Terrillon fait remarquer à la *Société de chirurgie* que
la tumeur dont il s'agit, est un kyste dermoïde, et qu'elle
n'a rien de commun avec les autres tumeurs de la région
sacro-coccygienne (inclusions fœtales) qui se développent
en avant du coccyx et renferment des parties kystiques remplies de poils et de fragments osseux.

Mouchez, de Sens (1876), publie deux cas de spina

bifida dont un de la région sacrée, qui ont été guéris par la ligature élastique. M. Périer rappelle à ce propos à la Société de chirurgie, six observations de ce procédé. Il y a eu trois succès, un insuccès et deux morts. Il préfère, lorsque le pronostic n'est pas entièrement favorable, le procédé de James Morton qui injecte de 2 à 4 grammes d'iodoglycérine. MM. Blot et Polaillon conseillent d'attendre pour opérer que l'on soit sûr que la tumeur ne guérira pas d'elle-même. M. Polaillon pense en outre que la ligature élastique est surtout indiquée dans les cas où l'ouverture de communication est large. M. Guéniot, trouvant le diagnostic trop difficile, n'est pas d'avis de faire une opération quelconque dans la crainte de lier avec la tumeur une portion de la moelle ou de ses enveloppes.

M. le professeur Tourneux a publié dans le *Bulletin médical du Nord* (1881) une observation de tumeur congénitale de la région sacro-coccygienne. Pour lui, la délimitation entre les différents groupes de tumeurs paraît si peu tranchée qu'il prétend qu'il est souvent impossible de se prononcer entre une inclusion fœtale et une tumeur mixte proprement dite. Il cite l'opinion de Friedrick Ahlfeld qui, d'après Veicher, réunit toutes ces tumeurs dans un même groupe, sous le nom de tératomes congénitaux du sacrum. « Les tumeurs mixtes de la région sacro-coccygienne seraient ainsi assimilées à des sortes de monstres omphalocystes plus ou moins entravés dans leur développement. Elles rentreraient dans le groupe des inclusions fœtales. Ce qui nous paraît surtout devoir plaider en faveur d'une pareille hypothèse, c'est l'indépendance complète dans notre cas des organes voisins du fœtus et spécialement de la moelle épinière, n'affectant avec le tissu de la tumeur que de simples rapports de vascularité ». Il termine en ajoutant que dans certains cas on manque entièrement de données sur le mécanisme de l'englobement de ces monstres, ainsi que sur la cause de leur fréquence dans la région sacro-coccygienne.

En 1878, M. Ballet expose à la Société anatomique les résultats de l'examen histologique d'un kyste congénital de la région sacro-coccygienne. M. Féré croit que ces kystes ont dû être produits par des fistules borgnes cutanées que l'on retrouve quelquefois dans ces régions. Dans cette hypothèse, la fossette coccygienne aurait quelques liens de parenté avec le spina bifida sacré.

D'un autre côté, Lawson-Tait, au Congrès de l'association britannique pour l'avancement des sciences (Dublin, 1877), a émis l'idée que cette fossette était la cicatrice marquant la place de la queue dont l'homme a dû être doté autrefois.

En 1880, M. Heurteaux a fait un travail sur les fistules congénitales qu'il a présenté à la Société de chirurgie. A la suite de cette communication, MM. Lannelongue et Reclus ont expliqué la théorie de ces fistules. M. Peyramaure-Duverdier, sur les conseils de M. Lannelongue, a fait sa thèse sur ces dépressions congénitales, et il a expliqué par ces dépressions la formation du kyste dermoïde.

Cette année, M. Courreau a traité le même sujet en présentant de nouvelles observations concernant, non-seulement les enfants, mais encore les adultes.

ANATOMIE PATHOLOGIQUE

Nous nous trouvons donc en présence de quatre théories principales. La première qui ne voit dans les tumeurs coccygiennes que des spina. La deuxième qui range tous les cas dans l'ordre des inclusions fœtales. La troisième qui admet que tous les néoplasmes proviennent de la dégénérescence de la glande de Luschka. La quatrième qui est une théorie mixte, reconnaissant l'existence des inclusions et des spina bifida, et qui, tout en disant qu'il existe des néoplasmes malins, a des doutes sur leur étiologie qui l'empêchent de dire que la glande coccygienne est la seule origine des tumeurs néoplasiques. Avant de faire l'étude de ces différentes tumeurs nous allons faire un résumé rapide de l'embryogénie et de l'anatomie de la région. Ce résumé aura pour but de bien faire connaître le point qui nous occupe et pourra peut-être nous aider dans nos recherches.

Anatomie. — La région coccygienne est composée chez le fœtus en procédant de dehors en dedans et d'arrière en avant : 1° par la peau qui est lisse à sa partie médiane où elle se trouve adhérente aux parties profondes par l'intermédiaire d'un tissu cellulaire rare et dense ; mais qui devient plus abondant et plus lâche sur les parties latérales, et permet une plus grande mobilité à cette peau. Cette dernière ne présente pas de différence avec celle des autres régions, si ce n'est les dépressions et les fistules qui ont

Lachaud

été décrites par M. Peyramaure-Duverdier dans son travail (1882). Au-dessous du tissu cellulaire sous-cutané et de la peau se trouve l'aponévrose commune d'insertion des muscles de la masse sacro-lombaire venant s'insérer sur la crête sacrée et sur les tubercules articulaires. A ces faisceaux fibreux viennent s'ajouter les insertions fibreuses des muscles grands fessiers. Sur les bords du sacrum et du coccyx viennent encore s'insérer les grands et petits ligaments sacro-sciatiques, le ligament sacro-iliaque supérieur et les deux faisceaux du ligament sacro-iliaque inférieur. Sur la ligne médiane pour servir d'union entre le sacrum et le coccyx, existent deux faisceaux fibreux qui partant des apophyses articulaires inférieures du sacrum vont s'insérer sur les grandes cornes du coccyx laissant entre elles une ouverture qui donne accès dans le canal rachidien, ouverture fermée à l'état frais par du tissu conjonctif.

Cette troisième couche enlevée, nous arrivons sur la face postérieure du sacrum et du coccyx. Nous ne nous appesantirons pas sur la description de ces deux os, nous dirons simplement qu'à la face antérieure de ces os, on trouve au milieu d'un tissu graisseux considérable plusieurs rameaux de la sacrée moyenne qui descendent le long du coccyx, vont se perdre dans le tissu graisseux. Il existe aussi une quantité assez considérable de nerfs qui suivent l'artère. A une ou plusieurs de ces branches artérielles et nerveuses, se trouve appendue, d'après Luschka, une glande dont il donne la description suivante :

« Cette glande, située dans la profondeur du petit bassin et dont l'existence est constante, est un organe impair, du volume d'un pois environ, ovalaire, jaune rougeâtre, à surface inégale. Elle est située immédiatement au-devant du coccyx dans une espèce de gouttière médiane, comprise entre les deux insertions tendineuses du releveur de l'anus et la quatrième pièce du coccyx, en avant elle est recouverte par les faisceaux rétracteurs de l'anus, et son aponévrose, en arrière elle répond à l'insertion coccygienne du sphincter anal. On la découvre commodément par son côté postérieur, en disséquant et en enlevant successivement la peau et le sphincter de l'anus, on peut trouver la glande composée de cinq à six granulations séparées, du volume d'un grain de millet, suspendues en grappes à des branches très velues de l'artère sacrée moyenne et réunies entre elles par du tissu cellulaire. Le parenchyme de la glande a une consistance considérable, en la préparant à l'acide acétique, on distingue dans le tissu propre de la glande, d'une part un stroma formé par du tissu riche en noyaux, d'autre part des vésicules et le cul de sac renfermés dans les alvéoles du stroma. Les vésicules ont des diamètres variant de 0 mm. 04 à 0 mm. 13. Elles ont une certaine ressemblance avec les follicules clos du tube digestif, mais elles s'en distinguent par l'absence de vaisseaux et d'un stroma aréolaire dans leur intérieur. Les culs de sac sont plus ou moins tordus, contournés de différentes manières, et présentent çà et là des étranglements très marqués. Ils ressemblent parfois à des glandes acineuses, les culs de sac aussi bien que les vésicules sont formés par une membrane fondamentale hyaline, anhyste, plus ou moins confondue avec le stroma fibreux. La face interne de cette membrane est tapissée de cellules, à noyaux arrondis, analogues à l'épithélium glandulaire.

La glande coccygienne reçoit un grand nombre de petits vaisseaux émanés de l'artère sacrée moyenne, et qui se distribuent autour des vésicules et des culs de sac en réseaux capillaires à mailles assez larges. On y trouve une énorme quantité de nerfs provenant du ganglion coccygien. ›

La paroi postérieure du rectum forme la limite antérieure de la région. Nous ne la décrirons pas, nous dirons seulement qu'il est facile de la détacher des os sacrés dont elle est séparée par une épaisse couche de graisse.

Développement. — L'ovule fécondé se segmente rapidement et devient le *corps muriforme*, formé de cellules ayant la même origine et la même conformation. Les cellules centrales disparaissent, les autres se massent sur la face interne du vitellus en formant deux couches concentriques : couche ectodermique, couche endodermique, dont les cellules ne se distinguent que par leur position plus ou moins centrale.

A un certain niveau (blastophore), la couche ectodermique manque, les cellules endodermiques sont ainsi superficielles en passant au travers de cette ouverture (bouchon d'Ecker) ; mais cette disposition est tout à fait éphémère et en même temps qu'elle disparaît, les deux couches de cellules du blastoderme se séparent dans toute leur périphérie sauf au niveau du point où a existé le bouchon d'Ecker. L'espace ainsi obtenu est la vésicule blastodermique, au niveau du bouchon d'Ecker, l'endoderme s'épaissit présente plusieurs couches de cellules (gastrodisque de Van Bénéden), cellules aplaties, contrairement à celles des parties voisines qui sont cubiques, qui seront le point de départ de l'embryon (aire embryonnaire) la

partie du feuillet endodermique voisine de l'aire embryonnaire se dédouble pour former le feuillet moyen.

L'aire embryonnaire qui ne se distingue des autres parties que par sa plus grande épaisseur et une teinte sombre,
présente bientôt deux zones : une transparente centrale
où naîtra l'embryon, une obscure périphérique à la première, où naîtront les annexes de l'œuf.

La zone transparente par dépression de l'ectoderme à sa
face externe donne lieu au *sillon primitif*, qui est pro-
longé par le sillon *médullaire*, véritable axe autour duquel se développera l'embryon, (axe cérébro-spinal), tandis que le sillon primitif disparaît. A ce moment le mésoblaste s'épaissit pour former deux parois au sillon médullaire, qui est formé par une dépression de l'épiblaste. Cette
dépression se transformant en canal, on a ainsi le *canal
central de la moelle*; tandis qu'un petit groupe de cellules
se détachant longitudinalement du mésoblaste pour former
le notocorde, le mésoblaste se divisant lui-même en deux
feuillets à sa périphérie pour adhérer à l'ectoderme, et à
l'endoderme tandis qu'il reste unique à la partie centrale.
On a à ce moment dans l'embryon :

1 partie centrale.
{
Canal médullaire.
Notocorde.
Lames vertébrales.
}

2 parties latérales.
{
Lame externe, lame musculo-cutanée.
Lame interne, lame fibro-intestinale.
Entre ces deux lames somatopleure.
}

Un sillon sépare bientôt l'aire embryonnaire des parties

qui donneront naissance aux annexes de l'œuf. Ce sillon résulte de l'incurvation de l'aire embryonnaire, incurvation en vertu de laquelle son extrémité supérieure s'incline en avant et en bas ; l'inférieure en avant et en haut, et ses extrémités latérales en avant et en dedans.

Le repli inférieur ou caudal, qui seul nous intéresse, apparaît le second après la disparition du sillon primitif, et se compose de trois feuillets du blastoderme.

Dans ce repli comme dans les autres parties de l'embryon, bientôt les lames vertébrales présentent des lignes claires séparées par des lignes obscures, ce sont les proto-vertèbres, qui présentent à leur partie postéro-interne un groupe de cellules constituant la plaque musculaire. En se prolongeant en avant et en arrière du canal médullaire, les proto-vertèbres forment un canal complet pour la moelle épinière et le notocorde ; celui du notocorde étant plus petit et antérieur à celui de la moelle. Cette segmentation primitive des lames vertébrales durant quelque temps porte le nom de *colonne vertébrale membraneuse*. Bientôt cette segmentation disparaît pour être remplacée par une nouvelle, c'est la *colonne vertébrale permanente* qui devient rapidement cartilagineuse, de même que le canal entourant le notocorde. Plus tard, des caractères histologiques viennent diviser ces deux canaux cartilagineux en parties vertébrales formant les vertèbres et parties inter-vertébrales, formant les cartilages inter-vertébraux. A une époque plus avancée arrive l'ossification du sacrum et du coccyx. Avant de passer à cette ossification, disons que les lames musculaires après s'être séparées des proto-vertèbres dont elles font primitivement partie sont d'abord verticales, puis obliques de haut en bas et d'arrière en avant et donnent naissance aux muscles de la masse sacro-lombaire et pyramidale.

Développement du sacrum. — Il se compose de cinq vertèbres, chaque vertèbre sacrée présente trois points primitifs auxquels s'ajoutent, pour les trois premières, des points supplémentaires pour la partie antérieure de leurs apophyses transverses. Les points médians paraissent, pour la première vertèbre, dans le quatrième mois de la vie fœtale, les points latéraux dans le cinquième, les points supplémentaires du sixième au huitième mois ; puis successivement l'ossification envahit les autres vertèbres de haut en bas, de façon que tous les points primitifs existent à la fin de la vie fœtale. Chaque vertèbre présente, en outre, des points épiphysaires qui se développent de 10 à 13 ans pour les lamelles épiphysaires des corps, de 15 à 16 ans pour les points des apophyses épineuses. Le corps et les arcs se soudent dans la deuxième année pour la cinquième vertèbre, puis successivement en remontant jusqu'à la première vertèbre, où cette soudure se fait en 5 et 6 ans. Les vertèbres sacrées restent indépendantes jusqu'à 18 ans. A cette époque, la soudure s'opère de bas en haut et n'est jamais complète avant 25 ans.

Développement du coccyx. — Il se compose de quatre et quelquefois cinq pièces, qui présentent chacune un point osseux primitif médian et deux lames épiphysaires : l'une supérieure, l'autre inférieure. Le point osseux primitif de la première vertèbre apparaît vers la naissance, celui de la seconde de 5 à 10 ans, celui de la troisième de 10 à 15, celui de la quatrième de 15 à 20. Les points épiphysaires paraissent à partir de la douzième année. La soudure des vertèbres coccygiennes se fait de bas en haut et débute vers la treizième année ; à 25 ou 30 ans, la première pièce n'est souvent pas soudée au reste de l'os.

I. — *Inclusion fœtale*. — La tumeur est ordinairement très considérable, et réunie au sacrum par un pédicule plus ou moins long. Le plus ordinairement son volume est celui d'une tête de fœtus, mais il peut être beaucoup plus considérable. La tumeur est ordinairement piriforme ; quelquefois elle est plus longue que large et peut dépasser les talons de l'enfant, d'autres fois elle est partagée en deux par un sillon médian. Il peut se faire alors que la tumeur soit formée par deux kystes qui peuvent être inclus l'un dans l'autre ou entièrement séparés.

Nous allons étudier en allant de dehors en dedans les différentes couches composant la tumeur.

1° La peau qui recouvre l'inclusion est la continuation de celle des régions voisines. Elle est distendue, plus élastique qu'à l'ordinaire et présente sur certains points un amincissement considérable. La circulation se faisant mal, sa coloration est plus foncée que celle de la peau normale. Les vaisseaux sont gorgés de sang, surtout dans les parties déclives, ce qui donne à ces parties une coloration bleue plus ou moins foncée. La peau peut encore présenter d'autres particularités. Outre les traces d'un travail inflammatoire ou de la gangrène, il peut survenir par suite des altérations des tissus qui la composent, des déchirures spontanées par lesquelles s'échappe le liquide contenu dans la cavité kystique.

II. — *Membranes d'enveloppes*. — Les membranes d'en-

veloppes sont au nombre de deux. La première située au-
dessous de la peau et formée par l'hyperplasie du tissu
conjonctif est une membrane fibreuse plus ou moins résistante. Lorsqu'il y a plusieurs cavités cette membrane peut
se continuer avec celles des autres kystes ou bien comme
dans le cas rapporté par Ollivier d'Angers, renfermer elle-
même un kyste à liquide séreux.

La deuxième membrane est séreuse, lisse et tapisse les
parois du kyste. Elle est munie d'un épithélium pavimenteux. Cette membrane peut comme la première se continuer avec les membranes d'enveloppe de la moelle ou avec
un kyste abdominal.

III. — *Parties renfermées dans la poche kystique.* —
La partie incluse ne ressemble pas du tout à un fœtus, on
trouve un amas graisseux, des kystes, et des parties osseuses qui, la plupart du temps, n'ont pas l'apparence d'os normalement conformés. Au toucher on éprouve trois sen-
sations bien distinctes. En certains endroits on sent une
véritable fluctuation ; sur d'autres points une consistance
molle due à la présence des parties graisseuses ; enfin une
résistance plus dure formée par les fragments osseux ou
cartilagineux. Malgré certains auteurs, qui ont cru reconnaître dans certaines parties de la tumeur une masse représentant le placenta, il n'est pas permis d'affirmer son
existence ; car rien dans les masses graisseuses ne ressemble, ni de près ni de loin, aux villosités placentaires.

Les parties osseuses qui se retrouvent le plus souvent
sont les organes de la locomotion. On les voit à tous les
degrés de développement depuis les éléments du tissu osseux
jusqu'aux membres complets. On a cité des cas où le sac

périnéal renfermait deux pieds munis de leurs cinq doigts avec les ongles, s'articulant avec un tibia recouvert par la peau.

Dans d'autres on a trouvé une main et un pied, le dernier avec ses cinq orteils, la main avec cinq doigts et un pouce surnuméraire. D'autres fois enfin le corps étranger fait saillie à la partie inférieure de l'inclusion. La colonne vertébrale et le crâne sont beaucoup plus rares. Il existe cependant des exemples de colonne vertébrale bien conformée composant à elle seule l'inclusion ; quant au crâne il ne présente pas ordinairement une évolution complète et une forme normale. Enfin dans certains cas on ne rencontre plus que de petits os qui s'articulent entre eux, et n'ont à proprement parler aucune ressemblance avec les os du squelette. On a retrouvé aussi des parties de l'appareil digestif, entr'autres une partie d'intestin grêle ayant une structure complète ; mais on n'a jamais noté dans ces parties la présence des glandes propres à la digestion.

Les vaisseaux et les nerfs paraissent tous venir des branches vasculaires et nerveuses du fœtus à terme. Depaul cite cependant un cas où la tumeur était due à l'hypergenèse de la substance grise de la moelle.

IV. — *Kystes.* — La tumeur peut être composée d'un seul kyste ou de plusieurs : leur forme, leur volume peuvent varier énormément. Leurs membranes d'enveloppes présentent des modifications notables non-seulement d'un kyste à l'autre, mais encore dans le même kyste. En effet sur un point elle présente un épithélium analogue à celui des séreuses, sur d'autres des cellules rappelant un épithélium pavimenteux stratifié.

Ces cellules sont tantôt sur un seul rang, tantôt au contraire disposées sur plusieurs couches, les unes possèdent
des cils vibratiles, d'autres sont simplement pavimenteuses.

Ces kystes renferment une plus ou moins grande quantité de liquide coloré par du sang. Ce liquide examiné au
microscope ne renferme que des globules déjà altérés, et
un grand nombre de cellules épithéliales. Nous citerons la
seule analyse que nous avons trouvée. Elle a été faite par
le professeur Stromeyer pour le cas cité par Henle. Incolore par transparence, le liquide examiné en masse a une
faible couleur jaunâtre ; son poids spécifique est à la tem-
pérature et à la pression moyenne de 1,011. Il filtre facilement et a un goût fade légèrement salé.

Pour 100 parties du liquide on a trouvé les produits suivants :

Eau	96.227
Albumine	2.893
Substances animales solubles dans l'eau et l'alcool.	
Chlorure de sodium.	
Lactate de soude	0.850
Carbonate de soude.	
Phosphate de soude.	
Carbonate de chaux	
Carbonate de magnésie	0.08
Phosphate de chaux	

M. le professeur Tourneux cite dans l'observation que
nous publions la présence des fibres striées qui vont s'atta-
cher aux cartilages inclus dans la tumeur.

Spina bifida. — Les cas de spina bifida de la région

sacrée sont assez peu nombreux. Certains auteurs prétendent même qu'ils ne peuvent pas exister. Nous avons
cependant trouvé dans certaines observations qui avaient
été complétées par l'autopsie la preuve bien évidente de la
scissure qui existait au sacrum. Nous n'avons pas d'observation personnelle de spina, nous le décrirons cependant
d'après les quelques observations publiées et surtout d'après
le cas que nous avons vu à l'hôpital Trousseau l'année
dernière et que M. Lannelongue a publié cette année
(quelques exemples d'anomalies congénitales, *Archives
générales de médecine*, avril 1883).

A la naissance, la tumeur n'a pas d'ordinaire un volume
considérable. Ce volume varie entre la grosseur d'un mar-
ron et celle d'un œuf de poule. La peau qui est moins
épaisse qu'aux autres endroits est transparente sur certains
points et paraît ridée sur d'autres. Peu à peu le volume
augmente, et la tumeur située sur la partie médiane s'é-
tend petit à petit de la pointe du coccyx jusqu'aux dernières
vertèbres lombaires dans le sens de la hauteur, et empiète
fortement d'ordinaire sur les deux fesses. Elle présente un
pédicule d'ordinaire assez large qui la rattache à la colonne
vertébrale.

La peau avec le grossissement de la tumeur, change peu
à peu d'aspect. Elle devient tendue, luisante sur des points
et peut même, ce qui arrive très souvent, après une des-
quamation épidermique. présenter des éraillures qui, par la
suite, deviennent l'origine de larges plaies, pouvant provoquer la rupture de la poche. Il n'est pas rare non plus
de trouver des eschares superficielles qui varient énormément de dimensions depuis la pièce de 50 centimes jusqu'à

la grandeur d'une pièce de 5 francs. La tumeur est toujours fluctuante et se réduit d'ordinaire lorsqu'on la comprime assez fortement. Il peut se faire cependant que la compression ne diminue pas son volume, et que les efforts et les cris de l'enfant ne produisent pas de changement notable. En explorant la base de la tumeur, c'est-à-dire la partie qui est reliée au sacrum, on sent d'ordinaire s'il existe encore une communication avec la colonne vertébrale.

A la dissection de la poche on trouve d'abord la peau irrégulièrement épaissie à la périphérie. Il y a peu de tissu cellulaire et il se trouve entièrement situé à la périphérie de la tumeur. Au-dessous de la peau se trouve d'ordinaire une aponévrose assez résistante et adhérente à la peau à tel point qu'il est difficile de pouvoir les séparer. Enfin il existe une troisième enveloppe à la poche kystique qui est parsemée de plaques rouges et congestionnées ; cette membrane mince, souple et fibreuse varie énormément d'épaisseur et se continue avec la dure mère rachidienne. Lorsque la communication avec le rachis n'est pas encore formée, le filum terminal de la moelle peut venir se perdre dans la poche kystique, et peut lui adhérer dans certaines parties. Notons de plus que des vaisseaux et une grande quantité de nerfs viennent se perdre dans la poche. Le nombre de ces filets nerveux peut varier énormément, ils s'entrecroisent entr'eux et peuvent former par leur réunion de véritables ganglions nerveux. L'orifice de communication peut varier énormément et de forme et de situation. Tantôt il occupe la partie supérieure du sacrum et peut exister seul ou bien former par la non ossification d'une ou plusieurs vertèbres lombaires, un spina lombo-sacré ; d'autres fois il peut exister au

bas du sacrum, et faire croire à un spina sacro-coccygien
Ou bien encore le coccyx peut ne pas exister, être remplacé
par une lame cartilagineuse obturant à moitié l'ouverture
du spina formé au dépens de la pointe du sacrum qui n'est
pas complètement formée. Quant à l'orifice il peut prendre
des dimensions très différentes et il arrive même souvent
qu'il est très difficile de le trouver à l'autopsie. Variant
entre le volume d'une plume de corbeau, et un vaste hia-
tus laissé ouvert par le manque d'ossification des vertèbres,
cet orifice peut être obstrué en totalité ou en partie soit par
un cartilage, soit par les membranes d'enveloppes de la
moelle, soit par le filum lui-même. Le liquide contenu dans
le kyste est le liquide rachidien. Il peut se faire que l'on retrouve du pus, il est dû d'ordinaire à l'ouverture d'une
poche kystique isolée.

Néoplasmes. — Ayant un volume variable et des caractères
qui permettent de les distinguer les uns des autres les néoplasmes vrais de la région sacro-coccygienne ont été divisés
en plusieurs classes : 1° kystes ; 2° sarcomes et cysto-sarcomes ; 3° lipomes ; 4° tumeurs caudales, 5° kystes dermoïdes.
Nous conserverons cette division et nous décrirons chacune
de ces tumeurs, insistant surtout sur celles que nous aurons observées.

Kystes. — De forme variable, présentant une fluctuation
très nette et une transparence presque complète, les kystes congénitaux ont un volume qui varie. Tantôt on peut le
comparer à celui d'une orange, tantôt à une tête de fœtus.
Ils sont uni ou multiloculaires, renfermant soit une sérosité
citrine, soit un liquide sanglant ou géliatiniforme.

Leur pédicule part de la face antérieure du coccyx ou

de l'extrémité inférieure du sacrum. Ils n'ont pas de connexions avec les parties voisines, sinon quelques tractus
conjonctifs et vasculaires. La paroi du kyste est épaisse,
blanche, assez résistante. Elle est composée de faisceaux
conjonctifs ondulés fortement feutrés, et ne présentant pas
de fibres élastiques. La membrane interne se présente sous
l'aspect d'une muqueuse lisse ou plissée, soit mince, soit
avec une certaine épaisseur. L'épithélium est prismatique,
stratifié ou conique mais toujours à cils vibratiles.

Lipômes. — Les lipômes qui sont d'une fréquence assez
grande chez l'adulte sont au contraire très rares chez le fœtus. Molck en cite 5 cas ; sur nos deux observations person-
nelles, nous en avons un qui présente ceci de particulier c'est
qu'il coexistait avec la tumeur que nos décrirons plus loin.
Ils ne se différencient pas des lipômes des autres régions.
Ils sont formés d'un tissu cellulaire contenant dans ses
mailles une grande quantité de tissu graisseux. Cependant
celui que nous citons dans notre observation renfermait dans
son milieu un kyste dont le liquide était entièrement semblable comme aspect au liquide contenu dans les kystes de
la première tumeur. Le volume de ce kyste est beaucoup
plus considérable que les autres, et il présente une enveloppe parfaitement séparée du tissu graisseux, son histologie étant faite plus loin, nous n'insisterons pas sur sa
description. La forme des lipômes congénitaux est essentiellement variable, ils peuvent occuper toute la région
coccygienne. Celui que nous avons étudié, était refoulé par
en bas par la tumeur qui siégeait à la pointe du coccyx. Il
gagnait les deux fesses et allait se perdre au milieu du tissu graisseux très abondant de cette région. Il descendait

en bas jusqu'à l'anus. La peau à son niveau ne présentait rien de particulier, et a été disséquée avec la plus grande facilité.

Tumeurs sarcomateuses. — D'une nature beaucoup plus complexe, et d'une étude par conséquent beaucoup plus difficile, les néoplasmes sarcomateux sont les seuls qui ne soient pas exactement connus. Nous nous servirons des différents exemples décrits et des tumeurs que nous avons observées pour en donner l'anatomie pathologique. La peau est d'ordinaire normale. Si la tumeur n'est pas volumineuse elle conserve partout la même épaisseur ; mais si elle augmente par trop, la peau s'amincit sur certains points, sans pour cela présenter une solution de continuité.

La circulation, qui est partout à peu près normale, s'exagère en certains endroits. Sur les parties inférieures, de grosses veines sillonnent la tumeur et sont gorgées de sang. En d'autres points, on retrouve comme du nœvius, tant la coloration est rouge lie-de-vin. Des poils nombreux et plus longs que de coutume siègent d'ordinaire sur ces parties colorées. La peau n'est pas adhérente à la tumeur qui peut s'énucléer très facilement. Son volume varie énormément et est toujours en rapport avec le volume des kystes contenus dans la tumeur. Dans les différentes observations où il s'agit d'un néoplasme malin, dans celles par conséquent où l'on n'a décrit ni os, ni cartilage, le volume de la tumeur n'est pas très considérable.

Ces tumeurs n'ont presque jamais dépassé le volume du poing. De couleur brunâtre à l'extérieur, ces néoplasmes présentent tantôt une membrane d'enveloppe entièrement séparée du tissu cellulaire, et du reste de la tumeur, tantôt ils sont simplement recouverts par du tissu cellulaire et ne présentent pas d'enveloppes bien distinctes. La partie solide de la tumeur a une couleur blanc-rougeâtre rappelant le parenchyme du testicule. Cette portion est traversée par des tractus fibreux blanchâtres, résistants à la coupe. Dans ce tissu se trouvent de nombreux kystes qui varient de volume, les uns atteignent le volume d'une noix, d'autres sont à peine gros comme une tête d'épingle. Le liquide contenu dans ces kystes n'est pas partout le même. Dans quelques tumeurs le liquide des kystes est absolument le même, il a une couleur jaune citrin, il est filant et se coagule par la chaleur. Dans d'autres, au contraire, sa couleur varie, dans l'un il est absolument clair comme de l'eau, dans un second il est jaune citrin, dans d'autres il a absolument la couleur du pus. La membrane d'enveloppe de ces kystes peut aussi varier et on verra dans les observations que les épithéliums qui tapissent les cavités ne sont pas partout les mêmes. Dans une de nos observation l'examen histologique a démontré l'existence de traînées épithéliales présentant les caractères de jeunes cellules ressemblant à celles décrites par MM. Malassez et De Sinety dans les kystes de l'ovaire. Dans une autre, on retrouve dans un endroit des cellules épithéliales, dans une autre de l'épithélium plat à cils vibratiles. Sur un autre point un kyste avec une poche formée par une membrane composée d'épithélium caliciforme. Enfin, on peut retrouver des cellules de graisse enveloppées dans le tissu conjonctif, des cellules fusiformes, des granulations graisseuses. Rarement on a retrouvé dans ces kystes et dans ces tumeurs des parties qui puissent rappeler une glande. Dans

Lachaud   4

son observation, Tourneux dit qu'il a vu par place des conduits épithéliaux, couverts de bourgeons latéraux, qui pourraient faire croire à une glande acineuse, en voie de formation. Mais il ajoute que ces traînées doivent plutôt représenter le premier degré de l'évolution du kyste. On retrouve quelquefois dans ces tumeurs des parties cartilagineuses ou osseuses, mais elles sont tellement informes, que l'on ne peut les rattacher en rien à une inclusion. Il peut en effet parfaitement se faire que dans un néoplasme, on retrouve un morceau d'os et de cartilage puisqu'on en retrouve dans les tumeurs sarcomateuses de l'adulte.

Enfin, pour terminer la description de ces tumeurs, nous ajouterons qu'elles enveloppent toujours le sacrum et le coccyx, qu'elles ont un pédicule très large, très fort, qui vient s'implanter tantôt sur toute la partie antérieure du sacrum et tantôt entoure les deux os de telle façon qu'il est presque toujours nécessaire d'enlever le bout du coccyx lorsqu'on extirpe la tumeur. Dans les cas de néoplasme, il n'existe jamais de communication avec la moelle et ses enveloppes. Quelquefois seulement la tumeur prolifère avec une telle rapidité, qu'elle repousse les organes situés au-devant d'elle. C'est pour cela que dans tous les cas de tumeurs un peu volumineuses, on trouve l'anus et les parties génitales repoussés en avant.

Ayant exposé aussi clairement que possible l'anatomie pathologique des différentes tumeurs, recherchons les causes auxquelles on peut les rattacher.

Un très grand nombre de théories ont été émises au sujet des monstruosités doubles, ou parasitaires. Nous n'exposerons pas les théories d'Aristote qui ont été plus tard rapportées par Cicéron. Nous n'insisterons pas non plus sur les théories de Fabricius d'Aquapendente, nous indiquerons simplement celle de la préexistence des germes soutenue par Swammerdam, Malpighi, Malbranche et Cuvier ; l'hypothèse de la modification accidentelle d'un germe primitivement normal (Swammerdam, Malbranche) ; enfin l'hypothèse des germes originairement monstrueux soutenue par Regis. Il faut arriver à Lemery (1724) qui cherche à prouver qu'un monstre doit être produit par deux œufs, pour trouver une hypothèse raisonnable. Virchow pourtant combat cette théorie devant l'Académie des sciences. Volf n'admet pas la doctrine de la préexistence des germes. Il croit à l'unité primitive. Dans sa pensée la production des parties en excès résulterait d'une modification initiale de la force qui détermine l'évolution. Plus tard Baer en 1827 et Muller en 1828 ont admis que cette monstruosité résultait de la division partielle d'un embryon, division produite par des causes accidentelles. Cruveilhier, dans l'Anatomie pathologique, croit que le monstre double parasitaire est essentiellement composé par deux individus, dont l'un est bien développé et l'autre ne l'étant qu'imparfaitement vit au-dessus du premier. Le parasite ne recevrait pas ses vaisseaux du fœtus porteur. Mais il existerait entre lui et le parasite un intermédiaire analogue au placenta.

Nous nous trouvons donc en présence de deux grandes théories, celle de la dualité des kystes produite par la dualité des œufs. L'autre admettant l'unité de l'œuf qui évolue mal et qui produit un seul embryon.

La question en restait là, malgré les travaux des deux Saint-Hilaire lorsque M. Dareste en 1877 a essayé d'ex-

pliquer et de rapprocher les deux théories. Il croit que la
monstruosité double résulte de la fusion plus ou moins
complète de deux embryons, mais que cette fusion ne peut
se produire que pendant la formation des embryons et qu'elle
résulte toujours de l'état particulier de la cicatricule déterminant dans le blastoderme l'apparition de deux foyers de
formation embryonnaire. M. Dareste se représente la
monstruosité double comme résultat de la production de
deux disques embryonnaires dans un même blastoderme,
et il dit que cette union ne peut se faire que lorsque les
embryons sont encore constitués par du tissu homogène,
et qu'elle se passe par conséquent tout à fait au début de
l'évolution.

Cette dernière théorie paraît de beaucoup la plus raisonnable. Il est en effet impossible d'admettre la plupart des
théories anciennes. Pour ce qui est de la théorie de la dualité, il lui est complètement impossible d'expliquer comment
l'organisation des monstres doubles peut se faire par l'union
ou la fusion accidentelle de deux embryons distincts et
complètement formés. De plus on devrait retrouver des traces
indéniables de l'œuf du fœtus inclus.

Les auteurs qui soutiennent cette thèse, ont cru voir un
placenta dans une des parties graisseuses de la tumeur,
mais ils n'ont jamais pu prouver son existence. De plus,
ils prétendent que le parasite a une circulation particulière, tandis que dans toutes les observations on relate que
le sang est fourni à la tumeur par des branches de la sacrée moyenne qui va se perdre dans le tissu néoplasique.

Cette théorie n'est donc pas admissible ; l'hypothèse de
M. Dareste, au contraire, paraît bien plus juste et se rap-

porte beaucoup mieux aux faits que l'on a pu examiner. Chez les monstres doubles qui ont vécu, qui étaient soudés par une partie de leur corps, cette théorie paraît être la seule vraie. Cette évolution anormale du blastoderme produisant deux embryons peut parfaitement se comprendre. Il existe cependant un point qui se comprend moins bien, dans les monstres parasitaires ; comment se fait-il que ce second embryon ne se développe pas entièrement, que l'on ne retrouve quelquefois qu'une partie seule développée et reconnaissable, que d'autres fois, au contraire, il soit impossible de dire quelle est la partie incluse, tant elle est informe ? Ne pourrait-on pas supposer que le blastoderme ne se segmente pas en deux ; mais que c'est simplement une ou plusieurs cellules de ce blastoderme qui à l'origine évoluant d'une façon anormale viennent produire une partie osseuse ou cartilagineuse, et où elles n'auraient pas dû faire de l'os et du cartilage ?

C'est là une simple supposition ; nos connaissances en embryogénie ne nous permettant pas d'être affirmatif, mais il nous semble que puisqu'on admet que le blastoderme puisse mal évoluer en entier, il peut aussi se faire qu'une ou plusieurs parties de ce blastoderme évoluent d'une façon anormale, et donnent le jour à ces tumeurs coccygiennes composées d'éléments entièrement étrangers à la région, et dont la constitution dépend de la façon dont évolue la cellule qui agisssant anormalement fournit ce qu'elle n'aurait pas pu produire.

Pour le spina bifida, la question est bien mieux tranchée, et son origine bien mieux étudiée, et par conséquent très bien connue. Tous les auteurs s'entendent sur la for-

mation du spina bifida. Nous croyons donc bien faire de
citer les principales théories, qui s'entendent toutes sur le
même point, l'arrêt de développement de la lame dorsale.

H. Ranche en 1877 (contribution à l'étiologie du spina
bifida lombo-sacré) arrive à cette conclusion que le spina
bifida a son point de départ dans une adhérence que la
moelle contracte avec le tégument externe, à une époque
très précoce du développement fœtal, l'inclusion du segment dorsal et sacré du canal vertébral est la conséquence
de ces adhérences. Émise pour la première fois par Cruveilhier, cette opinion s'applique exclusivement aux cas où
la tumeur est munie d'un revêtement cutané. Dans les
autres cas il explique la pathogénie de cette affection en
faisant intervenir en même temps que les adhérences de la
moelle une adhérence de la peau avec les membranes de
l'œuf par suite d'une proéminence excessive du sac.

Enfin pour les tumeurs qui ne renferment que du
liquide, il explique leur formation par un arrêt de développement d'un certain nombre de vertèbres sans adhérences
de la moelle aux téguments ; et il en tire les conséquences
opératoires suivantes : 1° les tumeurs contenant du liquide
peuvent seules être opérées, et ce sont les seules qui ont
donné des cas de guérison ; 2° celles qui renferment un
segment de centre nerveux ne doivent pas être touchées et
entraînent les plus fâcheux accidents.

M. Dareste, dans la séance du 15 décembre 1879,
expose à l'Académie des sciences son opinion sur la formation de la fissure spinale. Pour lui l'écartement partiel
des lames vertébrales résulte de l'arrêt de développement
des lames dorsales. Il distingue deux espèces de malfor-

mation : la première qui consiste en ce que l'union des lames ne peut se produire et où par conséquent tous les éléments auxquels elles doivent donner naissance restent complètement séparés de la ligne médiane ; le deuxième cas dans lequel l'union ne se fait qu'entre les parties de ces lames qui doivent produire le derme et les méninges, tandis que les autres parties qui doivent produire le squelette n'émettent pas de prolongement supérieur et conservent par conséquent leur écartement primitif.

MM. Tourneux et Martin ont fait en 1881 dans le *Journal d'Anatomie* une longue étude sur l'origine du spina bifida, et ils terminent par les conclusions suivantes : 1° les fissures spinales de la région lombo-sacrée accompagnées d'hydrorachis externe résultent d'un arrêt de développement des lames dorsales de l'embyron. L'extrémité inférieure de la moelle épinière persiste, par suite, sous forme de gouttière dont l'étendue détermine celle de la fissure spinale ;

2° Cette nappe médullaire primitivement en contact immédiat avec les eaux de l'amnios, se recouvre d'une couche lamineuse et épithéliale, dépourvue de glandes, de follicules pileux ;

3° La lame fibro-cutanée peut présenter à sa partie supérieure une solution de continuité au niveau de laquelle les éléments de la moelle communiquent avec ceux de l'épiderme, dans ce cas, le canal de la moelle vient s'ouvrir librement à l'extérieur ;

4° La tumeur lombo-sacrée est déterminée par la pression du liquide céphalo-rachidien qui refoule la lame médullaire en bas et en arrière ; la cavité de la poche n'est qu'une dépendance des espaces sous-arachnoïdiens ;

5° Chez le nouveau-né, on retrouve la nappe médullaire comme partie constituante des parois de la tumeur. Elle peut donner naissance de même que le cylindre médullaire normalement développé à des racines nerveuses qui vont rejoindre les trous de conjugaison ou les trous sacrés correspondants.

La théorie de la formation du spina étant parfaitement connue, doit-on admettre avec Giraldès qu'il peut y avoir des spina sacro-coccygiens, ou bien nier avec Depaul l'existence de ces spina ? Nous prendrons une théorie mixte, celle adoptée par MM. les professeurs Trélat et Duplay, et rapportée par Molck dans sa thèse. Nous dirons avec Giraldès qu'il peut y avoir des spina bifida du sacrum, et avec Depaul que l'on n'a jamais vu de spina du coccyx.

La plupart du temps en effet on trouve les lames de la partie postéro-supérieure du sacrum ouvertes, et communiquant largement avec la poche, d'autres fois une simple obturation, soit membraneuse, soit cartilagineuse ferme la scissure formée dans le sacrum. Il a été rapporté un cas où la non existence du coccyx empêchant l'oblitération de la partie inférieure du sacrum aurait pu faire croire à un spina sacro-coccygien ; mais à l'autopsie il a été impossible de se tromper, et de dire que le coccyx était le siège d'une fissure, puisqu'il était représenté par une membrane cartilagineuse obturant imparfaitement la fente sacrée. On ne peut pas enfin admettre que le spina bifida soit la seule tumeur qui existe au coccyx, puisqu'on ne retrouve jamais dans un véritable spina les mêmes éléments que dans les autres tumeurs.

L'origine des néoplasmes est plus difficile à expliquer. Nous ne nous étendrons pas sur les tumeurs caudales et la théorie de Lawson-Tait. Nous n'exposerons pas non plus la formation des kystes dermoïdes. Le travail de M. Heurteaux, les communications de M. Lannelongue, à la Société de chirurgie, celles de MM. Terrillon et Reclus à la même société, la thèse de M. Peyramaure-Duverdier (1881), celle plus récente de M. Courreaud (1883), expliquent assez nettement leur formation pour que nous n'ayons pas à y revenir. Nous ne nous occuperons que des néoplasmes malins ou bénins qui siègent dans la région et qui surviennent pendant la durée de l'évolution du fœtus.

Si l'origine et la cause du spina bifida sont bien connues, celles des néoplasmes, en revanche, ne le sont guère. Les auteurs qui se sont occupés de la question ont cherché à s'expliquer leur formation, sans trouver une théorie qui soit franchement admise par tout le monde. On a pensé d'abord que toutes ces tumeurs provenaient de l'inclusion fœtale. Cette opinion peut être vraie si on donne à l'inclusion fœtale le sens que nous lui comprenons et que bien des auteurs ont admis avant nous. Il peut encore se faire que les kystes soient dus à des nœvi qui se sont petit à petit transformés et qui ont produit le néoplasme. D'autres auteurs ont invoqué soit l'existence antérieure du diverticule provenant des muqueuses voisines et qui peu à peu se sont éloignées de la cavité d'origine, soit des formations hétérotopiques de muqueuses au sein des tissus. Luschka, Périn

et Heschl, professeur à Varsovie, ont cru que la glande coccygienne pouvait s'hypertrophier et qu'elle dónnait ainsi
naissance à ces tumeurs. Sans rejeter entièrement cette
opinion, Molck et M. le professeur Duplay hésitent à admettre une pareille origine. Nous avons fait des recherches
anatomiques sur cette glande coccygienne. M. Farabeuf, chef
des travaux anatomiques, que nous ne saurions trop remercier de sa bienveillance, nous a autorisé à rechercher cette
glande sur des fœtus à terme et sur d'autres nés avant
terme. Nous avons suivi les indications données par Luschka et reproduites par Périn. Pour cela nous avons procédé de différentes façons.

Dans nos premières dissections, nous avons incisé la
peau en demi cercle au niveau de la base du sacrum, et
nous avons ensuite disséqué la région jusqu'aux muscles
releveurs de l'anus. Après avoir enlevé la graisse, nous
sommes arrivé sur la pointe du coccyx, nous l'avons détaché des parties musculaires et nous avons découvert l'artère
sacrée moyenne que nous avons suivie ainsi que toutes les
branches qu'elle donne. Nous n'avons pas pu, dans cinq
dissections différentes, trouver la moindre parcelle ayant la
forme d'une glande. Nous avons alors procédé différem-
ment. Désarticulant et coupant les os du pubis, nous avons
enlevé toutes les parties jusqu'au rectum. Après avoir bien
nettoyé le bassin, nous avons placé deux fils à ligature sur
le rectum et l'ayant sectionné entre les deux ligatures,
nous l'avons détaché des parties environnantes sans rien
toucher au tissu cellulaire qui renferme l'artère sacrée
moyenne et qui est situé sur la face antérieure du sacrum
et du coccyx. Nous avons alors disséqué l'artère sacrée

moyenne dans toute son étendue. N'ayant pas été plus
heur ux que dans nos premières recherches, M. Ramonède
qui a bien voulu nous aider dans nos dissections, a fait
avec nous une injection fine de l'artère sacrée moyenne.
L'injection faite d'abord avec de l'essence de térébenthine
colorée en rouge et maintenue par une deuxième injection
au suif a pénétré dans tous les rameaux que nous avons
pu suivre, mais nous n'avons pas, malgré nos précautions,
pu découvrir la glande coccygienne.

Nous avons alors sur cinq autres fœtus et sur un enfant
de six à huit ans, procédé d'une façon différente. Nous
avons fait une simple incision à la peau dans le sens longi-
tudinal. Après avoir disséqué les deux lambeaux, nous
avons mis à découvert la face postérieure du sacrum et du
coccyx. Nous avons alors procédé par coupes longitudinales
sur le coccyx qui est encore entièrement cartilagineux.
Cette façon d'agir nous a permis d'arriver sans rien déran-
ger sur la région de la pointe du coccyx. Nous avons pu
alors apercevoir par transparence, l'artère sacrée moyenne ;
redoublant de précautions nous sommes parvenu à enlever
toute la pointe du coccyx sans toucher aux parties environnantes. Nous avons trouvé alors appendue à une branche
artérielle une petite particule, n'ayant pas la même couleur
que le tissu graisseux environnant, nous l'avons enlevée et
portée à M. Vignal, préparateur au collège de France.
D'après l'examen histologique, ce que nous avions pris
pour la glande n'était que du tissu musculaire ou graisseux dans laquelle venait se perdre la branche artérielle.
Il n'existait pas la moindre trace de tissu glandulaire.
Chauffée légèrement à la lampe et placée ensuite sous le

champ du microscope, la préparation laissait voir de larges taches de graisse qui venaient sur les bords. Le tissu musculaire appartenait probablement aux releveurs de l'anus. Nous n'avons donc rien trouvé qui rappelle de près ou de loin l'aspect d'une glande.

Avons-nous mal cherché? n'avons-nous pas su trouver la glande de Luschka? Il est fort possible que nous ayons fait fausse route. Cependant cette glande n'est pas admise par tous les anatomistes. M. le professeur Sappey n'en parle pas; M. Vignal nous a autorisé à dire qu'il l'avait recherchée sans succès. Les auteurs qui mentionnent son existence ne la décrivent pas d'après leurs propres recherches, mais d'après celles de Luschka et de Périn. Nous ne saurions donc nous prononcer. Pourtant lorsqu'un auteur décrit avec la clarté et la minutie que Lucshka a mises à décrire sa glande, on ne peut pas dire que cet auteur n'ait vu ce qu'il a décrit. Mais quand d'un autre côté cette glande reste introuvable pour les autres, on doit réfléchir bien fort avant de pouvoir affirmer si oui ou non un organe pareil peut produire une tumeur par sa dégénérescence. Si nous étions sûr de ne pas nous être trompé dans nos recherches, nous aurions repoussé l'idée du professeur allemand; mais devant l'autorité de M. Duplay qui tend à admettre l'existence de cette glande, nous ne saurions mieux faire que de rapporter impartialement ce que nous avons trouvé, sans ajouter une appréciation quelconque. Cependant nous ferons quelques objections tenant entièrement au siège de la tumeur et à sa composition.

Nous ne pouvons d'abord pas admettre que tous les néoplasmes proviennent de la dégénérescence de cette glande.

Toutes les tumeurs en effet n'ont pas leur pédicule au niveau de la pointe du coccyx et à sa partie antérieure. A quoi rapportera-t-on les tumeurs naissant par un pédicule à la face antérieure du sacrum ou à la partie postérieure des deux os ? Ce ne peut donc pas être la seule cause des tumeurs. De plus si la glande existe et qu'elle donne naissance aux tumeurs, pourquoi ne retrouve-t-on pas dans ces tumeurs le tissu glandulaire modifié, il est vrai, mais existant sous une forme quelconque ? Nous n'avons rien retrouvé dans la description des tumeurs qui rappelât le tissu glandulaire. Nous ne pouvons donc pas admettre que les tumeurs coccygiennes proviennent de la dégénérescence de la glande de Luschka. A quelle cause faut-il donc rattacher ces tumeurs ?

D'après l'examen de la tumeur que nous citerons plus loin, M. Lannelongue croit qu'elle a été produite par un nœvus qui aura dégénéré et que les différents tissus de la tumeur qui renferme une quantité considérable de graisse, ne seraient que le tissu conjonctif qui enveloppait la tumeur. Quant aux tumeurs caudales, elles ont partout été décrites comme des prolongements des vertèbres coccygiennes. Nous n'insisterons pas sur leur description. Nous ne nous occuperons pas des tumeurs dont la nature est complexe, car dans presque toutes les observations qui relatent ces tumeurs, on ne retrouve pas d'explications précises. Il existe, dans certains cas, des points qui pouvaient les faire ranger dans l'une ou l'autre classe ; mais le défaut d'examen histologique a seul empêché de reconnaître leur nature. Puisqu'elles n'apportent aucun éclaircissement sur la question, qu'elles ne peuvent au contraire que la rendre plus difficile, nous ne nous en occuperons pas et nous admettrons que l'on peut diviser les tumeurs congénitales en quatre grandes classes : 1° les inclusions fœtales ; 2° les spina bifida sacrés ; 3° les tumeurs caudales ; 4° les néoplasmes qui peuvent se subdiviser suivant les tissus qui les composent en cysto-sarcomes, fibro-sarcomes, sarcomes, kystes simples, lipômes, et enfin kystes dermoïdes, toutes ces tumeurs néoplasiques pouvant avoir comme origine, soit une inclusion fœtale, soit une hypertrophie des branches vasculaires ; et enfin les kystes dermoïdes reconnaissant pour cause une invagination de la peau ou d'une muqueuse.

ÉTIOLOGIE ET MARCHE

Cette partie de la question est loin d'être connue, on pourrait même dire qu'elle ne l'est pas du tout. On a incriminé tour à tour l'âge, la santé de la mère ; un état pathologique des parents survenu avant la grossesse ou avec elle. Mais rien n'a jamais pu confirmer les doutes et rattacher à une cause l'origine de ces malformations.

Peut-on faire intervenir comme causes de ces monstruosités les variations dans l'état physiologique de l'embryon, ou bien les rattacher à une cause qui lui est tout à fait étrangère ? Ce sont là deux influences bien différentes qui peuvent intervenir. Établissons donc deux divisions : 1° Causes embryonnaires, 2° causes extérieures à l'embryon.

Au point de vue du sexe, la répartition ne se fait pas également, le nombre des filles qui naissent avec une tumeur coccygienne est beaucoup plus considérable que celui des garçons. Sur cinquante-neuf observations nous trouvons en effet quarante-quatre filles. Rarement la tumeur, de quelque nature qu'elle soit, est accompagnée d'une autre malformation. Dans une observation cependant nous avons trouvé la coexistence d'un pied bot. Quant à l'hérédité rien ne vient prouver qu'elle joue un rôle dans ces malformations. Pour les autres affections congénitales les faits sont trop nombreux pour que l'on puisse la nier. Les parents reproduisent en effet un être qui leur est semblable et qui est difforme comme eux. Pour les tumeurs coccygiennes il n'en est pas de même. Il n'est rapporté nulle part qu'un père ou une mère atteint de tumeur coccygienne aient donné le jour à un enfant portant la même tumeur.

De plus, nous avons remonté aussi haut que possible dans l'histoire pathologique des familles auxquelles appartenaient les enfants que nous avons observés, et nous n'avons jamais trouvé ni une malformation de ce genre, ni une malformation quelconque, chez les ascendants ou les collatéraux. Nous ne pouvons donc indiquer comme cause une hérédité pour ainsi dire physiologique. L'influence d'une maladie sceptique des parents peut-elle provoquer ces tumeurs ? Nous ne pouvons encore rien affirmer sur ce point, quoique tout nous porte à croire que la maladie des parents puisse être pour quelque chose dans la malformation de l'œuf. Le seul exemple que nous puissions citer est celui de cet enfant syphilitique et de plus atteint d'un spina bifida. Les parents étaient syphilitiques ; l'enfant naquit avec un spina et une syphilis congénitale. La syphilis est-elle pour quelque chose dans la formation du spina ? Ce point reste encore obscur. Aucune autre observation ne relate la présence d'une tumeur avec un état pathologique d'une nature quelconque. Nous avons voulu rechercher s'il existait, avant la naissance des deux enfants qui font le fond de nos observations, une maladie du père ou de la mère, nous n'avons rien pu trouver qui nous permette d'être affirmatif. Certains états pathologiques de l'embryon, des troubles de formation vasculaire produisant l'hydropisie, peuvent, d'après certains auteurs, Marcotte, Morgagni, Béclard, être la cause effective d'un certain nombre de monstruosités. M. Dareste refuse toute influence à ces états pathologiques. Il prétend que l'hydropisie est toujours une cause de mort et que par conséquent elle ne peut produire une monstruosité.

Nous ferons bon marché des causes extérieures à l'embryon. Nous ne pouvons pas supposer, en effet, qu'une chute de la mère, qu'un coup reçu sur l'abdomen à une époque plus ou moins avancée de la grossesse, puisse avoir une influence sur l'évolution d'un embryon déjà complètement formé. L'avortement par suite de la mort du fœtus, pourra en être la seule conséquence, mais le choc extérieur ne pourra être la cause même occasionnelle de l'existence de la tumeur, les parents ne reconnaîtront comme seule cause que l'accident arrivé à la mère, mais il ne faut pas s'arrêter à des suppositions, il faut rechercher plus haut dans les antécédents. On ne peut pas non plus incriminer l'âge de la mère, ni le nombre et la façon dont se sont passées les grossesses antérieures. Dans toutes les observations, on a presque toujours affaire à des femmes jeunes, primipares ou qui, si elles sont multipares, ont toujours eu des accouchements faciles et des enfants toujours bien conformés. M. Bertillon (*Bulletin de la Société anthropologique*), croit que la race de la mère est pour beaucoup dans la production des monstres doubles. Les Françaises produiraient plus souvent que les autres nations de l'Europe des œufs à deux germes. La race magyare, au contraire, produirait des jumeaux avec des œufs distincts.

L'état physiologique de la mère, la misère et la cachexie ont été rapportés une seule fois comme ayant préexisté à la délivrance d'une fille qui portait une tumeur coccygienne. On n'a jamais noté comme cause prédisposante, les cha-

Lachaud   5

grins et les autres impressions morales. Nous n'admettrons
pas non plus que toutes les tumeurs aient une origine commune, qu'elles relèvent toutes du spina ou de l'inclusion et
qu'elles proviennent surtout de la glande de Luschka.

La marche de ces affections n'est jamais semblable. Dans
l'inclusion fœtale dont le volume est par trop considèrable ;
tout se passe avec une très grande rapidité.

La cachexie, la gangrène, l'infection purulente enlèvent
les enfants en quelques jours. La membrane des poches
kystiques s'ulcère soit par suite de la distension et du développement des kystes, soit à cause des frottements extérieurs. Dans ces cas la mort arrive rapidement. D'autres fois
l'extension de la tumeur est telle que les prolongements
qui se perdent dans l'abdomen gênent les fonctions générales du nouveau-né et l'empêchent de pouvoir résister
faute de nutrition. Dans le spina bifida, la tumeur n'est à
la naissance que peu développée. Elle peut avoir le volume
d'une mandarine ou d'une grosse orange. Mais peu à peu
la tumeur augmente et quel que soit son volume primitif
elle arrive à des dimensions beaucoup plus considérables.
C'est alors que la peau s'ulcère, que des parties de la
poche sont atteintes de gangrène entraînant par la rupture
du sac la mort de l'enfant. Souvent la compression de la
moelle ou de certains nerfs par la tumeur liquide peut produire des paralysies complètes ou incomplètes des membres
inférieurs, qui, au bout d'un certain temps, entraînent
l'atrophie des muscles et par suite l'impotence des membres. Dans le néoplasme l'enfant continue à bien se porter,
il reste fort, vigoureux, mais le volume de sa tumeur augmente rapidement et pour ainsi dire dans le même rap-

port que son corps lui-même. La peau suit l'extension de
la tumeur, et ne se déchire que fort rarement. La gangrène
devient ici très rare, et par conséquent les chances de
guérison beaucoup plus grandes. Quant aux kystes dermoïdes, aux tumeurs caudales, ils progressent, mais d'une
façon bien moins considérable. La peau ne change pas
d'aspect, rien n'est changé dans l'état du malade, qui vit
sans être incommodé par sa tumeur.

DIAGNOSTIC

Avec M. C. Paul, nous établirons deux époques dans la vie de l'enfant où le diagnostic a besoin d'être fait. La première, pendant l'accouchement, la deuxième après la délivrance du fœtus. Le premier diagnostic ne pouvant être que très incomplet fait simplement connaître que le fœtus est atteint d'un vice de conformation, cause principale de la difficulté de l'accouchement et du retard dans la délivrance. Nous ne ferons pas le diagnostic différentiel de la dystocie due à une de ces tumeurs, d'avec la dystocie produite par un vice de conformation de la mère, de l'œuf ou d'une autre partie du fœtus. Il suffit que l'attention de l'accoucheur soit attirée par le retard du travail pour qu'il se tienne prêt à intervenir au moindre danger.

La seconde partie du diagnostic au contraire doit avoir pour but d'établir le genre de la tumeur, son siège exact et les lésions qui l'accompagnent. Nous sommes donc obligé d'établir pour chaque tumeur un diagnostic différentiel. Mais avant de parler de chaque tumeur en particulier, il faut dire un mot de la différence qui existe entre les tumeurs lombaires et les tumeurs sacro-coccygiennes. Les seules tumeurs de la région lombaire avec lesquelles on puisse les confondre sont les spina bifida ; le siège dè la tumeur est le seul moyen qui puisse faire reconnaître à quel genre on a affaire. Quant à la couleur, à la forme des tumeurs, elles sont à peu près semblables et ne permettent pas de les différencier. Nous ne nous occuperons pas des hernies lombaires, qui si elles existent, sont excessivement rares.

Quand on trouve une tumeur assez volumineuse siégeant exactement dans la région sacro-coccygienne, que cette tumeur est arrondie, que ses dimensions varient entre le volume d'un œuf de poule et celui de la tête d'un fœtus à terme ; que la peau qui la recouvre a peu changé, qu'elle présente un système nerveux développé, qu'elle est adhérente en certains endroits et mobile sur d'autres ; que par la pression on sent, soit une fluctuation générale, soit des parties, dures, mobiles, mais rattachées à un pédicule central et présentant par place une sensation très nette de fluctuation ; on doit songer à une tumeur coccygienne. Mais quel genre de tumeur a-t-on sous les yeux ? Telle est la première question à se poser. Pour la résoudre il faut se rappeler les différences qui existent entre chaque tumeur.

Si dans l'intérieur de la tumeur on sent distinctement une partie osseuse, on pourra reconnaître l'inclusion fœtale. Le diagnostic peut encore être plus facile, quand par suite du travail d'élimination des fragments du fœtus ont été rejetés au dehors ou bien lorsqu'à la naissance, il existe une procidence d'un membre. Mais il peut devenir plus difficile de savoir si on se trouve en présence d'une véritable inclusion. Par sa forme, par son volume l'inclusion fœtale peut se confondre avec un spina dont la communication avec la moelle aura été oblitérée pendant la vie intra-utérine. Une grande différence sur laquelle se basera le diagnostic, c'est la présence de parties osseuses dans l'inclusion donnant une sensation de dureté que l'on ne retrouvera pas dans le spina quel que soit l'état de la moelle et de ses enveloppes dans la poche kystique.

De plus, l'inclusion fœtale présente avec les néoplasmes sacrés de très nombreux points de ressemblance. C'est là, surtout, que le diagnostic est difficile pour ne pas dire impossible ; puisque certains auteurs ne trouvant pas de différences assez considérables n'ont pas voulu admettre ces néoplasmes et les ont fait rentrer dans la classe des inclusions. Le volume, cependant, n'est pas toujours aussi considérable dans le néoplasme, l'examen histologique s'impose alors pour fixer le diagnostic, mais seulement après qu'une ponction exploratrice aura été faite, car bien souvent cette dernière pourra à elle seule éclairer le chirurgien sur le genre de la tumeur.

Pour le spina bifida le grand point sur lequel on peut se baser pour le reconnaître, c'est la facilité avec laquelle on refoule le liquide dans le rachis, en diminuant ainsi le volume de la tumeur, qui reprend sa forme dès que la compression a cessé. De plus, ce refoulement du liquide fait songer immédiatement à un spina communiquant avec les enveloppes de la moelle, parce que le liquide repoussé jusqu'au cerveau peut produire sur lui une compression qui se manifeste immédiatement par de la cyanose et de l'asphyxie. Nous n'insisterons pas à propos du diagnostic différentiel du spina avec les autres tumeurs, une erreur n'étant pas possible.

Quant aux néoplasmes, rarement, ils ont un volume aussi considérable que les autres tumeurs, ils possèdent un large pédicule qui les rattache au coccyx et au sacrum, pédicule que l'on peut sentir au travers de la peau. De plus, leur consistance est tout autre que celle du spina bifida et de l'inclusion.

Donnant par place la sensation d'une dureté assez grande, ils présentent sur d'autres points une fluctuation limitée et répondant à de petits kystes situés dans le tissu néoplasique. La peau adhère en certains endroits assez intimement avec la tumeur, et peut être assez facilement mobilisée sur certains points. Sa coloration n'est pas partout la même, et sa surface est sillonnée de nombreuses veines variqueuses, formant par place comme des nœvi. De plus, elle présente sur toute la région des poils assez nombreux et très longs, qui n'existent pas à l'état normal ni avec les autres tumeurs. Ce qui peut surtout distinguer ces néoplasmes des inclusions fœtales, c'est que l'on ne retrouve pas comme dans ces dernières de vastes prolongements qui vont se perdre dans le bassin et même dans la cavité abdominale. Ces tumeurs sont au contraire bien limitées, enveloppant parfois le coccyx et le sacrum, mais ayant toujours leur développement le plus considérable à la partie postérieure de la région sacro-périnéale.

De plus, la marche de l'affection permettra de reconnaître une inclusion fœtale et un spina bifida d'une tumeur néoplasique. Il est rare en effet, de ne pas assister à une ulcération de la peau chez les premières, tandis que les autres prennent en peu de temps un développement considérable ; mais ne donnent jamais issue aux matières solides qu'elles renferment.

Quant aux kystes dermoïdes et aux tumeurs caudales, leur volume, leur consistance permettent de les faire reconnaître. Les kystes dermoïdes ont des ressemblances tellement éloignées avec les néoplasmes coccygiens, què nous nous contenterons de les rappeler sans énumérer à nouveau les caractères qui les différencient des autres tumeurs.

PRONOSTIC

Si les auteurs ne s'entendent pas au point de vue de la classification, ils sont cependant d'un avis unanime au point de vue du pronostic. Ils reconnaissent tous que dans la plupart des cas, la vie de l'enfant est en danger. Mais ils ne sont pas pour cela entièrement pessimistes et ils croient que toutes les tumeurs congénitales sont loin d'entraîner fatalement la mort.

Il faut établir d'abord deux classes bien distinctes. L'une renfermant des tumeurs, de beaucoup les plus dangereuses, l'autre au contraire ne comprenant que les tumeurs guérissant dans la majorité des cas, après une bonne opération et des soins appropriés et assidus. Si nous jetons en effet les yeux sur les statistiques des cas heureux et de ceux dont l'opération a été suivie par la mort, nous voyons d'abord un point bien saillant. C'est que sur 114 observations relatées par Molck, 53 cas sont suivis de mort. En réunissant les observations publiées après la thèse de Molck nous trouvons encore 11 décès sur 18 observations. De plus on est frappé par le peu de résistance opposé par l'enfant à la naissance, lorsque pour mener l'accouchement à bonne fin, l'accoucheur a été obligé de ponctionner ou d'extirper la tumeur, ou bien lorsque le chirurgien a opéré immédiatement après l'accouchement. Sur 160 observations nous trouvons 20 guérisons qui par rapport à l'âge se divisent ainsi :

3 enfants de 4 jours, 1 enfant de 15 jours, 2 enfants de 1 mois, 3 de 6 mois, 1 de 8 mois, 1 de 18 mois, 1 de 4 ans, 2 de 10 ans, 2 de 13 ans, 1 de 15 ans, 1 de 21 ans, une dernière de 26 ans, et enfin 8 dont l'âge n'est pas indiqué. Sur le même nombre, au contraire, nous trouvons 100 décès sur lesquels on peut raisonner juste, car l'âge de l'enfant y est exactement noté : 34 opérés immédiatement après la naissance sont morts à un âge variant entre deux jours et un an après l'opération, la moyenne de leur vie étant environ de 15 jours au maximum. Puis nous trouvons 38 morts sans opération. Celui qui a résisté le plus a vécu 1 an, les autres ont oscillé entre 2 mois et quelques heures. Enfin 37 fœtus de 7 mois environ dont l'un a vécu 3 jours.

C'est là un point important à noter : Une grande minorité des opérés à la naissance ont survécu ; la grande majorité de ceux qui, au contraire, n'ont subi l'opération que plus tard, ayant puisé une plus grande résistance, ont pu subir le choc opératoire et guérir facilement.

Il est vrai qu'il faut établir une différence très grande entre les genres de tumeurs, les unes sont toujours plus graves que les autres et pour saisir le peu de ressemblance qui existe entre elles, nous citerons diverses statistiques. Molck, sur 12 cas de cysto-sarcomes, note 11 cas de mort. Les tumeurs enkystées ont causé 6 décès sur 13 cas. 21 enfants ayant une inclusion fœtale sont morts sur 25 ; parmi eux, on compte 9 mort-nés, pour les lipômes, au contraire, la statistique est bien plus favorable et les cas de mort sont très rares, même parmi les opérés.

Il n'en est pas de même du spina bifida sacré, c'est

peut-être la tumeur coccygienne dont l'issue est la plus à craindre. Il est bien rare de voir noter dans les différentes observations des cas de guérison.

Le pronostic particulier de chaque tumeur est loin d'être favorable, de plus l'opération faite trop tôt se surajoute à la maladie et devient bien souvent la cause efficiente de la mort.

Le pronostic au point de vue de l'accouchement se place naturellement à côté de celui que l'on peut porter sur la santé de l'enfant. La tumeur coccygienne, si elle est d'un volume trop considérable, devient une cause de dystocie dont se sont occupés tous les accoucheurs. Sans nous étendre sur ce sujet nous donnerons un résumé des statistiques qui ont été faites. Dans la plus grande partie des cas l'accouchement est un peu retardé. La tête s'est présentée presque toujours la première. Sur 107 observations 18 accouchements ont été particulièrement pénibles, 13 se sont terminés par une application de forceps, 3 à la suite de fortes tractions, deux normalement, lorsque la tumeur est trop considérable, lorsque son diamètre est supérieur à celui du détroit inférieur et des parties molles, il met empêchement à la délivrance de la mère. Mais il est bon de remarquer que c'est sur un cinquième des cas que l'on a eu besoin d'opérer, et que jamais l'accouchement quoique pénible n'a été suivi de la mort de la mère. Le fœtus seul a été sacrifié quelquefois, lorsqu'il était impossible de le délivrer vivant sans porter préjudice à la santé de l'accouchée.

TRAITEMENT

Le traitement découle facilement du pronostic. L'opération si les jours de la mère ne sont pas menacés doit être retardée le plus possible. Il est des cas désespérés où l'on peut tenter une intervention. Heureux celui qui peut débarrasser l'enfant d'un appendice aussi incommode, tout en lui conservant la vie, mais dans la grande majorité des cas une longue expectation est préférable. Il faut faire profiter l'enfant par tous les moyens, l'hygiène la plus sévère doit être instituée pour empêcher le dépérissement de l'enfant et le mettre en état de subir l'opération à six mois, et même plus tard si la tumeur n'est pas gênante tant par son poids que par sa forme. Cependant si la cachexie survenait, il serait bon de chercher si elle n'est pas due à la présence de la tumeur et alors il faudrait immédiatement procéder à l'extirpation.

Quelle opération doit-on tenter ? Au point de vue obstétrical nous ne saurions mieux faire que de citer l'opinion de Cazot et Tarnier : « Dans tous les cas, on ne peut prévoir « la difficulté, car il n'est facile de la soupçonner qu'au « moment même qu'elle exerce son influence sur le travail. « Des tractions sur la tête, les bras ou les aisselles dans les « cas de présentation de l'extrémité céphalique, sur les « membres inférieurs dans les autres circonstances seront « faites d'abord avec modération, plus tard avec énergie. « Si elles étaient infructueuses et que le fœtus eût cessé de

« vivre, il vaudrait mieux pratiquer l'embryotomie que de
« continuer trop longtemps ces tractions et s'exposer à des
« déchirures des organes maternels. Il est évident que si
« la tumeur était liquide on la viderait par une ou plusieurs
« ponctions. »

Tous les chirurgiens se sont préoccupés de l'opération
à faire sur le fœtus, et ils se sont efforcés de trouver le
meilleur mode opératoire.

Ollivier d'Angers indique plusieurs traitements, mais
comme il croit que toutes les tumeurs sont des spina, et
qu'il n'a pas vu des cas nombreux de guérison, il conseille
de s'abstenir le plus possible, et de prendre les plus grands
soins pour éloigner la tumeur des chocs extérieurs. Cooper
a essayé le premier et avec succès la ponction faite avec une
aiguille.

Dessault a proposé de traverser la tumeur avec un séton.

La ligature du pédicule a été indiquée par Fœrster et
préconisée par Bell. Stuebert a obtenu un résultat avec la
compression méthodique. Molck et Veling ont toujours vu
Stolk opérer au bistouri et avoir deux cas de guérison avec
opération complète. La ligature élastique du pédicule a
donné de bons résultats à M. Polaillon et à M. Mouchez,
de Sens.

Dans ces derniers temps on a publié deux cas de guérison avec une injection d'iodo-glycérine. M. Depaul a
obtenu un succès avec une injection plusieurs fois répétée
d'eau contenant une faible quantité de teinture d'iode.

Le thermo-cautère, lui aussi, a été employé et avec le plus
grand succès, il a le plus grand avantage sur le bistouri,
d'empêcher l'hémorrhagie, et par conséquent de ne pas

affaiblir l'enfant par une perte de sang qui pourrait être trop considérable.

Du reste le mode opératoire doit varier énormément suivant les tumeurs. S'il ne s'agit que d'un kyste simple sans parties dures ni bosselées, la ponction de A. Cooper avec injection iodée peut parfaitement réussir. Mais il faudra se garder de faire, comme il est relaté dans une observation du *Boston medical Journal*, une injection contenant un liquide trop corrosif, et qui aura le tort, lorsque les phénomènes morbides commenceront à s'amender, d'entraîner à elle seule la mort du malade.

La ligature qui a donné quelques succès, pourra aussi être employée lorsqu'on aura affaire à un pédicule très long.

Les tumeurs que nous avons vu opérer, l'ont été par une méthode au bistouri et le thermo-cautère, nous ne saurions mieux faire que de la recommander, elle a toujours été couronnée de succès. Mais à côté de cette façon d'opérer il faut exiger de très grands soins de propreté, il faut empêcher à tout prix les matières fécales et l'urine de pénétrer jusque sur la plaie, et on ne pourra y arriver qu'après avoir institué un pansement minutieux qui puisse en remplissant toutes les conditions de commodité et de propreté faciliter la réunion par première intention.

Dans tous les cas de tumeur coccygienne doit-on toujours opérer? Il n'existe qu'un seul cas où il soit du devoir du médecin de ne pas intervenir, c'est lorsqu'il est bien établi que la tumeur est un spina bifida. Si la communication avec les membranes d'enveloppe de la moelle existe encore, si l'on peut refouler en totalité ou en partie le liquide de la poche dans le canal rachidien, il faudra bien se garder d'agir, car on aurait à craindre comme dans tous les cas de spina bifida lombaire la mort de l'enfant par rupture de la poche. Il faudra donc avoir recours à une autre méthode. On aura soin de maintenir autour de la poche liquide la propreté la plus absolue et d'envelopper la tumeur de telle façon qu'elle se trouve à l'abri des chocs extérieurs. On devra essayer d'une compression modérée et continue qui pourra, peut-être, permettre l'occlusion de la partie osseuse qui était incomplètement développée à la naissance. Dans le cas de spina toute ponction de même qu'une injection ne peuvent être que nuisibles. Car d'un côté le liquide rachidien viendra reformer aussitôt la tumeur, et l'injection pouvant atteindre la moelle y causera des désordres graves. Il faudra donc se contenter de l'expectative ; ou bien tenter la ligature du pédicule qui dans certaines circonstances aura des chances de succès.

Sauf ce cas, et bien entendu, celui où la tumeur occupe un espace considérable, nécessitant pour l'enlever des dégâts énormes, il faudra toujours opérer. La tumeur grave, en effet, entraînera fatalement la mort si on ne tente pas l'opération, qui peut être suivie d'une cure radicale. Dans les cas de tumeur moins grave, au contraire, c'est une gêne perpétuelle que l'on impose au malade si on ne l'opère pas. Il faudra donc le débarrasser mais alors seulement qu'il lui sera possible de supporter l'opération sans qu'il puisse survenir le moindre danger pour ses jours.

OBSERVATIONS

ОВsᴇʀᴠᴀᴛɪᴏɴ Molck. — Thèse de Strasbourg, 1868. Opération.
Guérison.

Une petite fille de huit mois, nommée Kuntz, fut portée en 186... à
la clinique du professeur Stoltz; on avait remarqué dès sa naissance
une tumeur volumineuse de l'extrémité inférieure de la colonne verté-.
brale.

Antécédents. — La mère raconte que c'est son troisième accouchement, qu'il a été bon, et que l'enfant s'est présentée par la tête, et à
terme.

Forme de la tumeur. — La tumeur ressemble à une massue,
l'extrémité supérieure est logée dans le sillon fessier, l'extrémité inférieure pend librement jusqu'au creux du jarret. A la base la circonférence du kyste est de 19 centimètres, sa longueur de 10 centimètres. La tumeur est légèrement aplatie d'avant en arrière.
La face postérieure est inégale et bosselée. Ces bosselures correspondent à des kystes. Implantée entre les fesses, sous le coccyx, derrière
l'anus, la tumeur est reliée au coccyx par un pédicule dans lequel on
sent à droite un corps dur et allongé comme un tuyau de plume. A la
pression on ne cause pas de douleur. Le diagnostic posé est celui de
cysto-sarcome probablement parasitaire. Stolz enlève la tumeur au
bistouri, sans hémorrhagie considérable; au bout de peu de temps
l'enfant guérit.

Examen histologique. — Un liquide crémeux remplit les cavités
du kyste. Ces cavités sont formées de cellules épithéliales pavimenteuses, à noyau central très apparent. On trouve dans certains kystes
plus petits un liquide chargé de granulations graisseuses. Dans une des
cavités on a trouvé quelques poils englobés dans de la matière sébacée.
Les parois de cette dernière cavité diffèrent des autres par l'épithé-

lium à cils vibratiles. Les parois des petits kystes présentent environ trente couches d'épithélium stratifié.

Les parties charnues de la tumeur sont formées par un feutrage de tissu connectif et çà et là par des pannicules de tissu adipeux. On trouve de plus quelques granulations opalines semblables aux canaux excréteurs des glandes sébacées. D'après M. Morel, l'histologiste qui a fait l'examen, la tumeur ne serait autre chose qu'un kyste dermoïde.

OBSERVATION Martin. 1861. Résumée. — L'accouchement a été très difficile, c'était le dix-septième. La présentation s'est faite par la tête. L'enfant du sexe féminin est forte et bien développée. Pas de renseignements sur les parents. La tumeur qui est très volumineuse descend jusqu'aux talons.

Description de la tumeur. — La peau est normale à la base, elle présente une déchirure à la partie inférieure. A la coupe la tumeur présente une couleur grisâtre. Il existe de nombreux vaisseaux, des kystes nombreux sont disséminés dans toute son étendue; les plus petits ont la grosseur d'une tête d'épingle, les plus gros atteignent le volume d'une pomme. Le liquide qu'ils contiennent est coagulable par la chaleur, il devient floconneux lorsqu'on le met en présence de l'acide acétique. Certains kystes renferment des dépôts calcaires (carbonate de chaux).

OBSERVATION Pabst (résumée). — La mère est une femme pauvre et cachectique, elle a déjà eu sept enfants, son dernier est un fœtus mort-né, l'accouchement a été fait au septième mois, il a été difficile, il y a eu une présentation de la tête.

La tumeur est lisse, ovalaire, et pèse cinq livres, elle renfermait des kystes dont le liquide était séreux. L'examen histologique n'a pas été fait.

OBSERVATION Schmidt 1806, publiée dans le Journal de Hufeland 1803. — Il s'agit d'une petite fille qui naquit bien portante ; mais ayant entre les fesses une tumeur qui ne fut examinée que deux jours après sa naissance le 12 novembre 1803.

Au bas de la colonne vertébrale existe une tumeur bilobée, qui

Lachaud   6

s'étend en avant jusqu'aux parties génitales. La rainure qui sépare les deux lobes est peu profonde. La peau est normale, sauf une tache violette qui existe en bas et en avant du lobe gauche. Les parties génitales sont normales.

Le 26 novembre le volume de la tumeur est le double de ce qu'il était, le 13 janvier l'enfant meurt. A l'autopsie on constate que le tissu cellulaire est fortement graisseux. La tumeur a une forme sphéroïdale, elle offre des points où l'on sent une élasticité manifeste, et d'autres où, par la palpation, on reconnaît des bosselures et des inégalités. Plusieurs incisions donnent lieu à l'écoulement de sérosité filante et à l'ouverture, de nombreux kystes, qui pour la plupart renferment une matière gélatiniforme; l'enveloppe de ces kystes est en partie formée par des fibres musculaires provenant probablement des fissures. Le sacrum manque totalement, à sa place existe une vertèbre ressemblant à une dorsale, elle porte à sa partie inférieure un cartilage.

OBSERVATION résumée (Verdier). — Fille portant à la région sacrococcygienne une tumeur de la grosseur d'un œuf de dinde. Verdier ne donne pas de renseignement sur l'accouchement ; il dit seulement que lorsque l'on comprimait la tumeur l'enfant rendait des matières fécales ; au toucher rectal on sent comme une dénudation de la face inférieure du sacrum.

On procède à la ligature du pédicule. La tumeur tombe au bout de cinq jours, l'enfant se remet complètement. L'examen apprend que le kyste est formé de vésicules remplies de matière albumineuse. On a trouvé de plus trois petits os ressemblant au coccyx. Les parois sont épaisses et fibreuses.

OBSERVATION résumée. Veling. Thèse Strasbourg 1840. — Une petite fille d'un mois est portée à l'hôpital. Sa mère raconte que l'accouchement a éprouvé un peu de retard et que l'enfant s'est présentée par la tête.

La tumeur a sa racine dans la rainure interfessière et dans la région coccygienne, elle est comme implantée dans l'espace compris entre la face antérieure du sacrum et l'extrémité inférieure du rectum.

L'anus est refoulé un peu au-dessous de la fourchette, il n'existe pas de communication avec la colonne vertébrale.

La tumeur est formée de deux parties, l'une supérieure que l'on pourrait appeler collet, ayant la même couleur que la peau environnante, mesurant 0,05 de hauteur est 0,23 de circonférence. Cette partie ne contient que fort peu de liquide au milieu duquel la palpation fait reconnaître des masses dures, élastiques, ayant peu d'adhérences, sans être cependant tout à fait libres. Il serait difficile d'apprécier la nature de ces masses. L'autre partie a la forme d'un ovoïde un peu comprimé de haut en bas, il offre l'aspect d'un sac transparent, et pouvant se comparer à une hydrocèle volumineuse. La peau parcourue par des veines dilatées, paraît amincie, légèrement bleuâtre, résistante et tendue, les diamètres de cette partie de la tumeur sont 0,11 et 0,12, sa circonférence est de 0,33. Il existe entre ces deux gros kystes, un grand nombre de plus petits. La compression de la poche n'est pas douloureuse.

Il n'y a pas eu de paralysie ni de convulsions; l'enfant reste quatorze jours à la clinique; la tumeur augmentant de volume, le professeur Stolk se décide à faire la ponction du kyste. On retire 820 grammes d'un liquide séreux, puis il fit l'incision de la poche, la résection de l'excédant de la peau, et l'énucléation des petits kystes. Au bout de trois semaines l'enfant sort de l'hôpital complètement guérie.

OBSERVATION résumée. — Pétha rapporte le cas d'une petite fille d'un an et demi portant dans la région sacro-coccygienne une tumeur congénitale de la grosseur d'une tête de fœtus. La tumeur semble sortir du bassin et paraît manifestement fluctuante. On fit plusieurs ponctions, mais le liquide se reproduisant, on procéda à la ligature de la tumeur; l'enfant mourut au bout de vingt-quatre heures.

A l'autopsie on trouva que le rectum était solidement uni à la tumeur. La colonne vertébrale ne présentait rien d'anormal. Le pédicule attachant la tumeur à la face antérieure du sacrum était assez mince. Le périoste du coccyx pénétrait jusqu'au centre de la tumeur qui était enveloppée d'un tissu fibreux et riche en vaisseaux, était tapissée à l'intérieur d'un tissu solide et rempli de graisse. De plus il existait des kystes nombreux et communiquant entre eux. Au centre de la tumeur se trouvaient des cartilages et des os de forme irrégulière.

OBSERVATION résumée du cas de Glœser. — Une femme de 25 ans qui avait déjà eu deux autres accouchements, mit au monde un enfant du sexe masculin portant une tumeur congénitale volumineuse. L'accouchement fut long et difficile, il fut procédé immédiatement à une ponction, le liquide qui s'échappa avait une couleur brun foncé et était mélangé de sang. L'enfant mourut peu après l'opération. A l'autopsie qui put être faite on reconnut la présence dans la tumeur de nombreux kystes remplis de caillots de sang. La colonne vertébrale ne présentait rien d'anormal dans son développement.

OBSERVATION résumée. Glœser. — Fille portant une tumeur congénitale de la grosseur de la moitié d'une tête de fœtus. Plusieurs ponctions furent faites à plusieurs endroits différents. Une grande quantité de sérosité s'écoula par les trois ponctions. Peu de temps après, un abcès se forma. L'enfant mourut au bout de trois mois, d'épuisement. On trouva de nombreux kystes isolés s'étendant dans la cavité du bassin et qui avaient refoulé en arrière le sacrum fortement atrophié.

OBSERVATION. Strassmann. — Une fille fort bien constituée porte à l'extrémité inférieure du sacrum une tumeur du volume de la tête. La peau qui la recouvre est amincie et facilement adhérente. De nombreuses veines la sillonnent. La tumeur est attachée par une large base à l'extrémité du sacrum, elle est fluctuante et ne fait pas souffrir la malade. L'anus est repoussé en avant. On procède à une première ponction six semaines après la naissance. Quelques jours après, une seconde ponction laisse écouler 125 grammes de liquide jaunâtre et riche en albumine. Après cette seconde ponction, une injection de teinture d'iode mélangée à de l'iodure de potassium est poussée dans le kyste qui se remplit de nouveau, mais diminue bientôt peu à peu. Deux ans plus tard, la tumeur avait considérablement diminué, ses parois étaient devenue plus épaisses. L'anus avait pris sa position normale. Le coccyx est placé en arrière et à angle droit sur le sacrum.

OBSERVATION. — Coulon, Marie-Mellioz, âgée de treize jours, est née avec une tumeur aussi volumineuse qu'elle. Cette tumeur est ovoïdale, un peu aplatie d'avant en arrière ; son grand diamètre est dans le sens transversal, son pédicule est peu large. En avant, on trouve l'orifice anal situé à la partie supérieure de la tumeur. Cet orifice est pourvu de ses plis rayonnés ; il regarde directement en arrière. Le pli inférieur se prolonge et divise la tumeur en deux parties égales. En arrière, il existe un sillon médian moins prononcé que celui de la partie inférieure. La tumeur qui est transparente et fluctuante ne peut être réduite et n'augmente pas non plus sous l'influence des cris de l'enfant. La peau est amincie, bleuâtre, et présente à certains endroits de véritables bosselures. La circonférence du grand axe a 44 centimètres, celle du petit axe est de 29, la longueur en diagonale est de 27 centimètres. Les pieds de l'enfant, quand il est debout, sont distants du sol de 7 centimètres. Un érysipèle l'enlève en cinq jours.

Autopsie. — A l'ouverture de la tumeur il s'échappe 850 gram. d'un liquide poisseux contenant de l'eau, du chlorure de sodium et de l'albumine. Examiné au microscope, ce liquide renferme des globules sanguins altérés et des plaques épithéliales. Le kyste est parfaitement isolé, il ne communique ni avec les vertèbres ni avec le rectum. Ce dernier est repoussé en avant, le pédicule de la tumeur s'insère au sommet du coccyx. L'enveloppe de la tumeur est une membrane fibreuse paraissant unie à l'aponévrose périnéale postérieure ; au-dessous d'elle on trouve les restes de sphincter externe. L'intérieur de la poche est lisse, renferme beaucoup de vaisseaux : au microscope on constate qu'elle est formée de tissu élastique au milieu de beaucoup de tissu conjonctif.

OBSERVATION DE BRAUNE. Résumée. — Un enfant mâle de 4 semaines est porteur d'une vaste tumeur située à la partie inférieure et postérieure du sacrum. L'anus est refoulé en avant et à gauche. La peau est distendue. La tumeur est fluctuante et à sa gauche on voit une autre tumeur beaucoup plus petite, grosse comme un œuf de pigeon et ne communiquant pas avec la première. Le coccyx qui paraît augmenté de volume est repoussé en dedans. 250 grammes d'un liquide jaune clair et albumineux sont retirés par une première ponction. La tumeur s'étant reproduite, une deuxième, puis une troisième ponction sont tentées sans produire une diminution complète. Enfin l'énucléation du kyste est faite. Une masse graisseuse enveloppe le kyste, deux membranes le constituent ; une externe et fibreuse, l'autre interne, lisse et épithéliale. L'examen du liquide donne les proportions suivantes : eau 98 pour 100, albumine 0,55 pour 100, chlorure de sodium 0,60 pour 100, il existe de plus des traces de phosphates et de carbonates de chaux, et quelques globules sanguins. La réaction du liquide est alcaline.

OBSERVATION DE MARTIN. Résumée. — L'accouchement qui fut très difficile ne put se faire qu'après de nombreuses tractions. L'enfant avait une tumeur située à la région coccygienne, de la grosseur d'une tête de fœtus. Le coccyx est refoulé en arrière, l'anus en avant. On fit une ponction dans la tumeur qui était fluctuante, puis on fit une injection iodée. Au bout de huit jours la défécation devint impossible, peu après l'enfant succomba. A l'autopsie on trouva une autre tumeur partant du petit bassin et remontant jusqu'à l'ombilic. La masse intestinale recouvrait la tumeur. Le colon ascendant était couché le long de sa paroi latérale droite, le rectum situé à la partie supérieure avait des adhérences avec le péritoine. La tumeur était un kyste à parois minces remplissant tout le détroit supérieur. Dans la tumeur externe se trouvaient plusieurs kystes.

OBSERVATION résumée. Heschl. — Fille mort-née, au-devant de l'extrémité inférieure du coccyx se trouve une tumeur de la grosseur d'une noix. La tumeur qui est fixée au coccyx par quelques filaments blancs, présente l'aspect d'une glande salivaire d'un gris rougeâtre, elle est un peu aplatie d'avant en arrière. En l'incisant on y trouve des excavations qui varient depuis la grosseur d'un grain de millet, jusqu'à celle d'une fève. Elles sont remplies d'une masse cholestéoma-

teuse qui examinée au microscope renferme un épithélium pavimenteux.

OBSERVATION résumée. Virchow. — La tumeur refoule l'anus et le
rectum en avant, le coccyx est porté en arrière et en haut. Virchow.
d'après sa structure histologique, croit à une hypertrophie de la glande
de Luschka. Mais on y a trouvé des fibres musculaires striées qui
n'ont pas été trouvées dans la glande coccygienne. De plus il y avait
encore une masse molle réunissant entre elles des parties solides et
fibreuses, allant jusqu'à consistance cartilagineuse, et entourées d'un
périchondre. Virchow en faisant abstraction des fibres lisses, des masses molles et du cartilage croit quand même à une hypertrophie de la
glande.

OBSERVATION DE BRAUNE. — Autopsie d'une petite fille portant à la
région coccygienne une tumeur de dix centimètres de long sur sept
centimètres de large, et ayant trente centimètres de circonférence, l'enfant est assise dessus comme sur un coussin. L'anus est placé à la
partie antérieure de la tumeur ; il est situé près de la vulve et dévié
un peu à gauche. La peau est tendue, on trouve une déchirure laissant échapper une masse molle, pulpeuse et brunâtre. A la palpation
on sent par endroits de la fluctuation, en d'autres des masses très
dures.

La tumeur va du petit dans le grand bassin, le sacrum et le
coccyx qui ne font pas partie de la tumeur sont déviés en arrière et à
gauche. De la partie inférieure du coccyx, part une bande fibreuse qui
va en s'élargissant se perdre dans la tumeur. L'artère sacrée
moyenne se rend dans la tumeur avec des filets du sympathique. On
ne trouve pas dans la tumeur, ni éléments nerveux, ni alvéoles, il y a
seulement du tissu fibreux et des vaisseaux, à la partie supérieure et
antérieure existent deux kystes remplissant le bassin et comprimant
l'urèthre et le rectum. Il s'ensuit donc que la tumeur provient d'un
organe situé entre l'anus et le coccyx, qu'elle renferme une artère et
un nerf et que ce ne peut être que la glande. En certains points il
existe des parties sarcomateuses et carcinomateuses, des enchondromes,

de petits kystes et des dépôts lipomateux. Les deux kystes avaient une enveloppe fibreuse mince, transparente et tapissée par un épithélium pavimenteux ; les petits kystes renfermaient un liquide séreux, le plus gros un liquide épais et laiteux contenant des globules graisseux, un grand nombre de noyaux, des vésicules et des déchets épithéliaux.

OBSERVATION (résumée). — Martin accoucha une femme d'un fœtus de sept mois, il y eut une présentation de la tête. L'accouchement qui était le second de cette femme fut difficile, le tronc ne put sortir que 1/2 heure après la tête. La cause de ce retard était une tumeur du volume de la tête d'un fœtus. Située derrière l'anus, la tumeur présente un sillon médian ; la peau est mince, tendue, et offre çà et là des élévations fluctuantes. Dans l'une des parties on trouve du tissu fibreux et connectif dans lequel se trouvent disséminés des corpuscules de graisse, et des cellules allongées fusiformes, avec un noyau assez volumineux. Dans l'autre partie on rencontre des cellules également allongées mais à noyaux plus grands et plus longs, ce qui leur donne l'apparence de fibres musculaires, d'autres masses ressemblent à un sarcôme à cellules rondes, tandis que d'autres ressemblent à un sarcôme à cellules fusiformes. Au centre de la tumeur existent des cellules cartilagineuses, dans le milieu de petits kystes, à épithélium pavimenteux. Quelques-uns renferment des dépôts calcaires qui ressemblent au microscope à des points noirâtres, pâlissant par addition d'acide oxalique. D'autres enfin renferment du tissu colloïde, des cristaux de cholestérine et des déchets épithéliaux. Il n'y a ni nerfs ni vaisseaux dans la tumeur.

OBSERVATION DE THIRCK. — Tumeur caudale. Enfant portant un appendice caudal long de plus de quatre pouces, large de quatorze lignes. On enleva la tumeur qui était formée de quatre os juxtaposés. Une masse graisseuse énorme entourait la tumeur qui avait trente-trois pouces dans la plus grande circonférence.

OBSERVATION DE BARTHOLIN. — Dans cette observation on ne trouve pas la moindre démonstration. Il s'agit d'un garçon qui a un appendice caudal de la longueur du médius et de la largeur du pouce.

OBSERVATION ROTOFF. Résumée. — Un fœtus à terme porte à la région coccygienne une queue d'une longueur d'un pouce et demi sans cartilage ni os.

Labourdette rapporte un autre fait semblable. Un enfant de cinq semaines est porteur d'une tumeur formée de parties molles.

Bruck trouva sur un enfant de quatre jours une tumeur de consistance molle, ayant la grosseur d'une plume d'oie, il y avait outre la tumeur une imperforation anale. L'enfant fut opéré et guéri.

OBSERVATION. Résumée. Holm. — Fille morte au bout d'un an, portant une tumeur de la grosseur de la tête. La tumeur est reliée au coccyx et à l'extrémité inférieure du sacrum par une corde fibreuse résistante, elle est de plus recouverte par des fibres musculaires paraissant appartenir au releveur de l'anus. Elle renferme de la graisse, des kystes à liquide sanguinolent, des cartilages, des os et enfin des fibres musculaires striées.

OBSERVATION GIRALDÈS du 27 mai 1861. Résumée. — La tumeur qui est volumineuse est séparée en deux, l'une des parties renferme des kystes remplis les uns de matière graisseuse, les autres d'une masse ayant la couleur du miel. Le tissu composant la tumeur est une trame fibreuse remplie par de la graisse et renfermant deux os avec le périoste. L'autre partie est formée d'un tissu fibreux, de graisse, elle renferme trois kystes remplis de matière blanche sébacée et renfermant de nombreux poils.

OBSERVATION A. Després. — En 1874 M. Després, chirurgien des hôpitaux, présente à la Société anatomique une tumeur du volume d'une noix enlevée à un malade de son service.

X..., enfant de 13 ans, porte cette tumeur depuis longtemps, la mère ne peut pas affirmer que la tumeur soit congénitale. Elle siégeait en arrière de l'anus dans la région coccygienne exactement sur la ligne médiane, et était adhérente à la peau, mais non avec les parties profondes. Cette particularité permit d'éloigner l'idée d'un spina ancien. La tumeur est enlevée avec facilité. L'examen de la pièce montre qu'il s'agit d'un kyste dermoïde pileux. La tumeur est constituée par une poche à paroi solide ; le contenu est composé de cellules épidermiques, stratifiées en lames minces, un peu analogues par l'éclat au blanc de baleine; ce n'est pas de la matière sébacée pure et il est possible que cette tumeur soit formée par une inclusion de la peau de cette région survenue pendant la vie intra-utérine. En effet il existe chez les enfants, au-dessus de l'anus, une dépression de la peau qui manque ici.

L'examen histologique donne les détails suivants : il est fait par M. Troisier. La paroi présente la structure de l'épiderme, on y trouve les couches de Malpighi et des couches superficielles de cellules cornées. La partie profonde de la couche de Malpighi est sinueuse et repose sur du tissu conjonctif, dans lequel on ne trouve ni papilles proprement dites, ni glandes, ni poils. En raison du contenu exclusivement épidermique on peut croire qu'il s'agit d'un kyste dermoïde bien que la paroi ne présente pas la structure de la peau dans tous ses détails.

OBSERVATION. Panas. — On porta à ma consultation de l'hôpital Lariboisière une petite fille de 7 jours, débile, ayant une teinte sub-ictérique, qui était née avec une tumeur volumineuse de la région coccygienne, de la grosseur d'une orange ; elle se prolongeait en avant du côté de l'anus, dont la demi-circonférence postérieure était comme cachée par le pédicule de celle-ci.

Arrondie, lisse, sans bosselures apparentes et d'une consistance mollasse, la masse néoplasique était recouverte d'une peau normale à la base, mince, rougeâtre, et comme fractionnée vers le sommet où elle adhérait d'une façon intime avec les couches subjacentes. Sur un point le derme était déjà excorié probablement par le méconium et l'urine qui souillait continuellement cette partie de la peau.

Un autre détail important, c'est l'existence d'un gros plexus variqueux constitué par les veines sous-cutanées volumineuses qui rampent sur la tumeur de la base au sommet. Cette vascularité veineuse excessive de la masse nous a paru un indice certain que le néoplasme en question était en voie de prolifération très active, et c'est ce qui a été confirmé par l'examen histologique. En revanche, on n'y sentait pas de battements, et l'auscultation ne relève aucun bruit anormal. Ajoutons que la tumeur n'est pas réductible ni transparente et que les cris de l'enfant ne la faisaient point gonfler. Quant à la fluctuation vraie, elle n'existait que sur un point unique situé sur le sommet de la masse et en avant.

L'enfant étant morte chez ses parents le dixième jour après sa naissance, nous fûmes autorisé à enlever la tumeur avec le sacrum et le périnée.

Description de la tumeur. — Son pédicule qui est très large s'étend de la pointe du coccyx en arrière à l'orifice anal en avant. Il mesure dans ce sens cinq centimètres. Voulant savoir de combien l'anus et le bas du rectum avaient été repoussés en avant par la tumeur, on mesura la distance qui sépare la pointe du coccyx du pourtour de l'anus chez un enfant du même âge et il a été trouvé d'un centimètre seulement. Comme la direction du coccyx sur la pièce était la même qu'à l'état normal, nous avons conclu que la tumeur en se développant avait repoussé l'anus en avant de quatre centimètres de plus qu'à l'état normal.

Après la dissection des téguments à la base, nous vîmes les bords postérieurs des deux muscles fessiers recouvrir en partie la tumeur et se confondre avec l'enveloppe fibreuse de celle-ci. Poursuivant notre dissection plus loin dans le sens de l'excavation pelvienne et du sacrum, nous avons vu les particularités suivantes : 1° Il n'y avait pas de communication entre le canal vertébral et l'intérieur de la tumeur; 2° celle-ci se trouvait comme appendue au coccyx à l'aide d'une lame fibreuse, mince et transparente, qui semblait contenir dans son décollement trois ou quatre pièces encore cartilagineuses qui composent cet os et qui se continuent d'autre part avec l'enveloppe fibreuse de la tumeur ainsi qu'avec les bords voisins des muscles fessiers.

3° En se développant par en haut, la tumeur avait repoussé les parties molles et pénétrait dans l'excavation pelvienne. Cette espèce de prolongement profond était logé entre la concavité du sacrum et le rectum poussé en avant. De chaque côté, la masse anormale était recouverte par les deux feuillets du méso rectum ; il n'y avait aucune adhérence de ces parties (sacrum, rectum et périnée) avec la tumeur.

4° Une coupe antéro-postérieure et médiane de la tumeur permet de distinguer une masse comme cérébriforme et rouge dans la moitié inférieure de celle-ci, et un tissu plus consistant, plus blanc, et qui rappelle le parenchyme du testicule dans la moitié supérieure de la tumeur. La partie inférieure molle offrait à son centre une grande cavité kystique lisse et contenant dans son intérieur un liquide clair et filant.

De plus, sur différentes parties de la masse, on distinguait de nombreuses cavités kystiques contenant un liquide analogue au précédent. Enfin, le long du bord postérieur de la coupe et de chaque côté, on voyait et on sentait au doigt une série de petits noyaux rouges et résistants du volume d'une grosse tête d'épingle, ronds ou lamellaires et qui apparaissent comme autant d'os nouveaux ou pour le moins des cartilages.

Examen histologique. — Dissociation. Des fragments pris au voisinage du grand kyste, macérés dans l'alcool au tiers, puis dissociés, ont permis de constater sous le champ du microscope les éléments histologiques suivants :

1° Des cellules épithéliales cylindriques munies d'un plateau et de cils vibratiles ;

2° Des cellules d'épithélium caliciformes ;

3° Des éléments sphériques à noyaux analogues aux cellules lymphatiques ;

4° Enfin des cellules fusiformes, des lambeaux de fibres conjonctives et de fines granulations graisseuses.

Coupe. — A un faible grossissement on voit des bandes fibreuses dont les unes régulières forment la paroi du grand kyste et dont les autres irrégulières et rayonnées partent des parois du kyste comme d'un centre pour se diriger dans tous les sens.

Dans ces loges ainsi constituées se trouvent des masses d'apparence sarcomateuse et des kystes de dimensions variables.

La coupe est en outre parsemée d'assez nombreux noyaux de tissu cartilagineux.

Analyse des préparations. — A un fort grossissement, les parties présentent la structure suivante.

Travées fibreuses. — Elles sont constituées par des fibres conjonctives parallèles séparées par des lits de cellules plates et mélangées à de nombreuses fibres fines et élastiques, plus abondantes dans la paroi du grand kyste qu'ailleurs.

Ces travées, surtout au voisinage du grand et des petits kystes, se trouvent mêlées à des traînées de cellules fusiformes et fasciculées, et d'éléments embryonnaires accumulés sur certains points.

Masse sarcomateuse. — Des éléments embryonnaires sphériques pressés les uns contre les autres et contenant par places soit des kystes, soit des noyaux cartilagineux, forment cette partie de la tumeur.

Les noyaux de cartilages se trouvent également au milieu des travées fibreuses de forme ovalaire sur la coupe. Les noyaux en question sont formés de cartilages hyalins.

Les kystes sont de forme et de dimensions très variables. Ils sont constitués par une paroi fibreuse présentant aussi comme il a été dit des éléments fusiformes et embryonnaires. Ces kystes sont tapissés par un épithélium cylindrique contenant de nombreuses cellules caliciformes ; ces cellules très nombreuses sont dans un état de prolifération intense car elles forment aux parois du kyste un épais revêtement et les cavités des kystes renferment de nombreux débris de cellules épithéliales desquamées et de nombreux leucocytes. En plusieurs endroits il se fait dans la paroi des kystes une active prolifération cellulaire ; celle-ci alors est repoussée et il ne tarde pas à se former des bourgeons sessiles, puis pédiculés qui s'avancent dans la cavité kystique, et tendent à l'effacer et à la subdiviser.

Certains kystes complétement effacés se présentent sous l'aspect de doubles travées épithéliales, d'autres sont remplis par des globules rouges du sang.

Observation de Surmay de Ham (1855) (1). — Surmay, dans sa communication, rapporte le fait d'une enfant du sexe féminin, âgée d'un jour, développée comme un enfant à terme. Toutes les fonctions se font bien. Elle porte entre les cuisses une tumeur plus grosse que la tête.

Les parties génitales externes sont normales ; au-dessous d'elles on voit l'anus qui est poussé en avant par le développement de la tumeur. Le doigt introduit dans l'anus ne sent rien d'anormal. Le coccyx est à sa place naturelle et l'on reconnaît que la tumeur est renfermée entre le rectum et le coccyx, entre la peau et la muqueuse rectale au-dessous des ischions. L'orifice anal se trouve en avant et à la base de la tumeur ; à la partie inférieure, la peau est noire et sphacélée; partout on voit de grosses veines qui enlacent la tumeur. La consistance de la tumeur est mollasse et rappelle du lipôme ou de l'encéphaloïde en travail de ramollissement, il existe des bosselures et des pointes plus ramollies; on fit une ponction qui donna issue à du sang noir, puis à de la sérosité rosée. En avant, la canule peut voyager sous la peau non adhérente dans un rayon de 5 à 6 centimètres et elle passe sur une masse dont la surface est irrégulière. La peau paraît partout disséquée, le diagnostic qui fut porté fut celui de tumeur érectile.

L'enfant étant mort, Surmay fit l'autopsie et à la coupe de la tumeur il vit qu'elle était formée d'une agglomération de ganglions hypertrophiés, très vasculaires et infiltrés de sang. A un endroit, il y avait une matière jaune de la grosseur d'un pois qui a paru être du tubercule. Dans un autre endroit, il y avait des lamelles osseuses de deux centimètres environ de dimension.

L'examen histologique fut fait par M. le professeur Robin. Les éléments glandulaires se rapprochent plus des ganglions lymphatiques du petit bassin que des autres; toutefois ils sont déformés et parsemés

1. *Traité de chirurgie*, 25 juillet 1877.

de granulations graisseuses et de matière colorante du sang altéré. Il existe de nombreux vaisseaux et du sang épanché. On trouve aussi du tissu cellulaire avec des éléments fibro-plastiques. M. Robin croit que c'est plutôt une prolifération excessive de tous les éléments de la région, et de la glande de Luschka, qu'une inclusion fœtale avortée.

OBSERVATION Depaul 1865. — Tumeur intra-pelvienne et de la région sacro-coccygienne formée par hypergénèse de la substance grise de la moelle chez un nouveau-né.

M. Depaul met sous les yeux de la Société de chirurgie le bassin d'un enfant dont la région coccygienne était le siège d'une tumeur assez volumineuse. Cette tumeur de la grosseur d'un œuf de poule, lobulée, recouverte par la peau saine est située sur la ligne médiane, et déborde également à droite et à gauche sur les parties latérales de la région sacro-coccygienne. L'anus faisait saillie et le doigt introduit dans le rectum constate que la cavité pelvienne est occupée par une tumeur dure qui semble envelopper le rectum de toutes parts, il était probable que ces tumeurs extra et intra-pelvienne avaient des rapports de continuité. L'enfant succomba dans les premiers jours qui suivirent sa naissance, et l'on put reconnaître que les deux tumeurs se continuaient par les échancrures sciatiques.

M. le professeur Robin qui a fait l'examen histologique de cette tumeur a reconnu l'existence des caractères des tumeurs à myelocytes ; tumeurs qui dérivent directement ou indirectement du cerveau ou de la moelle.

Depaul 1869. Tumeur congénitale embryoplastique adhérente à la partie supérieure du coccyx.

Antécédents. — La mère a 35 ans ; elle a eu sept enfants, tous très gros : trois seulement sont vivants, deux sont morts assez avancés en âge, le sixième a 4 ans, n'a jamais pu marcher. Le septième accouchement fut très difficile, un enfant mort-né fut tiré avec le forceps. Le huitième fut facile. La délivrance se fit naturellement. L'enfant du sexe féminin portait une vaste tumeur que l'on enleva après avoir lié le pédicule, qui était gros comme l'extrémité du pouce et long d'un centimètre et demi. La tumeur était enflammée, présentait de nombreuses phlyctènes et paraissait très douloureuse.

Examen. — La tumeur est ovalaire, grossièrement conique, se terminant en pointe du côté du pédicule, ressemblant assez à une grosse pomme de terre. Elle est aplatie d'avant en arrière, mais a des bords assez larges.

Suivant le diamètre antéro-postérieur, dans le sens du pédicule, à la base elle mesure 30 centimètres de tour, suivant le diamètre transverse 25 centimètres; le diamètre oblique est de 29 centimètres ; son poids de 470 grammes.

Sur une face et sur le bord opposé au pédicule on remarque des poils assez longs au milieu desquels existe une dépression que l'on peut estimer à un demi centimètre de profondeur, et une saillie assez notable qui ressemble à un rudiment d'oreille. Sur un des bords latéraux une ouverture dans laquelle pénètre un stylet sur une longueur de 5 à 6 centimètres et paraissant être un anus. Enfin sur une autre un cordon qui est à l'état rudimentaire.

Au-dessous de la peau coupée se trouve un peloton graisseux renfermant dans ses mailles de la sérosité. En certains endroits le tissu adipeux est plus dur que dans d'autres, il forme une couche de 4 à 5 centimètres. En prolongeant l'incision de l'anus on arrive dans une cavité au centre de la tumeur; M. Depaul croit que cette cavité pourrait bien être un intestin. Un muscle volumineux part du pédicule et va se terminer au centre de la tumeur. A côté de lui on aperçoit un vaisseau. Le centre de la tumeur est formé par des parties ossiformes cartilagineuses assez confuses, au milieu desquelles on sent quatre petits os. Deux paraissent des os longs et deux des os plats.

Examen histologique. — Le tissu adipeux est identique à la couche cellulo-adipeuse sous-cutanée. Dans la portion musculaire, il existe des fibres striées, mais la plupart paraissent altérées et présentent un état granulo-graisseux sans striation.

Les éléments cartilagineux, capsule de cartilages, protoplasma et noyaux sont très nets. Les cellules rapprochées dans la partie centrale sont à peine séparées par une substance fondamentale hyaline à la périphérie ; elles sont de plus écartées et la substance intermédiaire offre une striation fibroïde. Les portions ossiformes sont constituées par des lamelles de tissu ancien infiltré de sel calcaire, et présentant des orifices analogues aux canaux d'Havers.

OBSERVATION Comby 14 fév. 79 (1). — Raoul P..., 10 ans, entre le 3 février 79 à l'hôpital Sainte-Eugénie, service de M. Terrillon.

On s'est aperçu à l'âge de 4 ou 5 ans, qu'il avait une petite grosseur près de l'anus, puis la tumeur a augmenté et aujourd'hui elle a le volume d'un petit œuf de poule; il n'y a jamais eu à aucun moment ni phénomène inflammatoire ni réaction d'aucune sorte.

La tumeur proémine en arrière de l'anus dans le sillon interfessier et à gauche. Elle est sous-cutanée, lisse, parfaitement arrondie, résistante et fluctuante. Elle offre tous les caractères d'un kyste qui serait uni solidement au coccyx par un pédicule que l'on sent très bien sous la peau qui semble plus mince et plus adhérente au niveau de la tumeur que dans le voisinage. A la partie inférieure, M. Terrillon a cru un moment sentir une adhérence plus forte qui pourrait être le vestige de ces fistules en culs de sac, invaginations qu'on a observées dans beaucoup de tumeurs du même genre et qui correspondent à une phase de leur développement. Mais M. Terrillon ne peut affirmer la réalité de la sensation qu'il a éprouvée. A la partie supérieure de la tumeur existe une dépression en cul de sac qui la sépare de l'extrémité inférieure du sacrum. Étant donnés les caractères de la tumeur, ses connexions et surtout son siège, M. Terrillon n'hésita pas à admettre une variété de tumeur congénitale, un kyste dermoïde, sans préjuger la nature des organes contenus.

En présence du développement qu'elle prenait, de la gêne mécanique qu'elle commençait à déterminer ; considérant d'autre part l'innocuité relative de l'intervention chez un enfant de cet âge, M. Terrillon proposa l'extirpation de la tumeur.

A l'aide du thermo-cautère chauffé au rouge sombre, M. Terrillon procède à l'énucléation de la tumeur, sans la moindre perte de sang.

1. Société anatomique.

Quand la tumeur est bien séparée des parties voisines M. Terrillon attaque le pédicule gros et résistant ; il le sectionne, on sent alors très bien la pointe du coccyx, qui servait d'insertion à ce pédicule.

La tumeur incisée laisse écouler une petite quantité d'un liquide opalin. On constate l'existence d'une poche kystique, contenant outre le liquide une masse de lamelles blanches, plissées et déroulables, ce sont des lamelles formées d'épithélium pavimenteux, il n'existe ni poils ni dents, ni autre produits hétéromorphes.

OBSERVATION. Monod et Brissaud (1). — Tumeur congénitale de la région sacro-coccygienne chez une femme de 21 ans. Extirpation, guérison (Hôpital des cliniques. Service de M. le prof. Broca).

X..., âgée de 21 ans, est d'une bonne constitution, elle n'a jamais eu de maladie grave. Elle est très bien réglée. A sa naissance elle portait au coccyx une petite tumeur de la grosseur d'une amande, on la conduisit à la consultation de l'hôpital Beaujon ; mais le père et la mère de cette jeune fille étant morts ainsi que la sage-femme qui a présidé à la naissance, nous ne pouvons avoir de renseignements bien authentiques sur les caractères primitifs de la tumeur. Pourtant la grand' mère de la malade vit encore et nous tenons de cette personne, que, la première année, la tumeur ne présentait aucune ouverture, il fut décidé qu'on ne tenterait pas d'opération ; on abandonna même toute idée d'intervention ultérieure, et l'enfant se développa sans accidents d'aucune sorte.

Vers l'âge de quatre ou cinq ans commencèrent à se produire quelques douleurs, un médecin de l'hôpital Sainte-Eugénie aurait déclaré qu'à cette époque ayant fait une ouverture dans la tumeur, il en était sorti une certaine quantité de liquide mélangé de pus. Depuis lors l'ouverture ne se serait jamais cicatrisée. Effectivement il existe aujourd'hui à la partie inférieure une ouverture parfaitement limitée, de laquelle s'écoule encore de temps en temps une matière purulente. Au dire de la grand'mère, les parents n'auraient eu connaissance que

1. *Progrès médical.* 11 août 1877 (contribution à l'étude des umeurs congénitales de la région sacro-coccygienne).

d'une seule ouverture. Mais en examinant attentivement la tumeur, nous avons trouvé une seconde ouverture, sur laquelle nous reviendrons plus loin.

A l'âge de 9 ans, la tumeur n'avait pas augmenté de volume. Mais à dater de cette époque, elle commença à prendre de l'accroissement. A l'âge de 16 ans, elle avait atteint près de la moitié de son volume actuel. Enfin depuis ce moment elle n'a pas cessé de grossir. A deux reprises différentes on a demandé conseil aux médecins de Sainte-Eugénie et de Beaujon, toujours ils engagèrent la mère de la jeune fille à ne pas la faire opérer. Mais dans ces derniers temps les rapides progrès de la tumeur ont alarmé cette malade et elle s'est décidée à se présenter à l'hôpital pour s'en faire débarrasser.

État actuel. — La tumeur est située à la partie inférieure de la région sacro-vertébrale. Elle remonte un peu au-dessus du sacrum et descend par sa partie inférieure au-dessous du coccyx, jusqu'aux plis fessiers ; il ne semble pas qu'il y ait d'adhérence au squelette. Dans son ensemble elle est piriforme. Le pédicule est mobile, et sa base d'implantation, qui a 5 centimètres de largeur s'étend jusqu'à la partie supérieure du coccyx. Mais comme elle siège sur la ligne médiane, il faut, pour arriver à sentir le coccyx, renverser et repousser la masse de la tumeur sur l'un des côtés, et plus spécialement du côté droit. D'ailleurs lorsqu'on introduit l'indicateur dans le rectum, on constate que le coccyx a conservé sa forme et ses rapports normaux. Cette situation de la tumeur, et l'accroissement notable qu'elle a pris depuis quelques années sont une cause de gêne continuelle. La malade ne peut rester quelque temps assise sans éprouver une douleur assez vive. L'ensemble de la tumeur présente une certaine analogie de forme, de couleur, de volume avec le scrotum. La peau est pigmentée, elle est plissée transversalement. Sur certains points ; elle est mince et sensible, sur d'autres points elle est plus épaisse et surtout plus raide.

Dans les premiers temps du séjour à l'hôpital, la consistance était un peu différente de celle que l'on constate aujourd'hui. En effet, on avait manifestement affaire à une poche renfermant une certaine quantité de liquide. Ce liquide de nature purulente s'est écoulé depuis quelques jours à travers l'ouverture dont nous avons parlé. A l'heure qu'il est la tumeur qui est kystique, est molle et élastique. A la partie antérieure et inférieure se trouve une petite ouverture analogue au méat urinaire de l'homme. Cette ouverture dont nous n'avons encore rien dit, devient ronde quand on la dilate avec une sonde, mais elle reprend sa forme ovalaire, quand on retire l'instrument. Elle donne accès dans une cavité d'où s'écoulent de temps en temps quelques gouttes de liquide, à 7 ou 8 centimètres au-dessus de cette ouverture, il en existe une autre incomplètement cicatrisée, qui paraît être l'ouverture artificielle pratiquée par le chirurgien de Sainte-Eugénie.

Ce qui explique pourquoi on a ignoré l'existence de la première ouverture, c'est que celle-ci est située à la partie antérieure de la tumeur, dont il faut soulever la masse tout entière pour l'apercevoir. Ajoutons enfin que cette ouverture présente tous les caractères d'un orifice congénital. Sur le côté gauche, sur la fesse gauche et au-dessus de la cavité dont il vient d'être question, on sent une masse régulière que l'on peut faire basculer, et qui semble de nature osseuse. Sur le côté droit on sent également un petit noyau de consistance cartilagineuse ou osseuse. Mais ces masses résistantes sont certainement indépendantes du squelette.

En somme la tumeur présente deux étages bien déterminés : 1° Un étage inférieur représenté par une poche kystique, ne communiquant pas avec l'étage supérieur, mais s'ouvrant à la surface cutanée par un méat naturel situé à la face antérieure de cette sorte de scrotum.

2° L'étage supérieur plus résistant, légèrement fluctuant et dans lequel on constate la présence de noyaux osseux.

Diagnostic. — A première vue on pouvait croire à un kyste dermoïde, il était en effet possible qu'un kyste de cette nature eût existé à l'origine. En effet lorsqu'on avait pratiqué la première incision de la tumeur, il s'en était écoulé un liquide purulent mélangé de sang et qui, au dire de la grand'mère, exhalait une odeur très fétide. Mais le kyste de l'étage supérieur ne peut être un kyste dermoïde, la présence de parties osseuses suffisent pour prouver que ce n'est ni un kyste, ni un spina, ni une tumeur provenant de la glande de Luschka. M. le professeur Broca conclut à une tumeur fœtale.

Opération au bistouri le 8 mai. Par différentes sections on enleva les parties de la tumeur, et l'on trouva des fragments osseux. Le pansement fut fait à l'alcool, la guérison fut rapide sans le moindre accident fébrile.

Examen histologique. — La partie la plus volumineuse de la tumeur se trouvait dans une sorte de scrotum qui vers les derniers temps s'était enflammé et était devenu dangereux. Cette partie la plus inférieure consistait en une cavité kystique, qui donnait issue à un liquide blanc et visqueux, l'écoulement de ce liquide datait déjà de quelques temps lorsque la malade se présenta à l'hôpital. Mais pendant la semaine dernière, il avait été sécrété en quantité plus abondante, de telle sorte que l'orifice s'était oblitéré pour une cause qui n'a jamais été bien établie. La poche s'était considérablement distendue. Cependant la communication existait toujours ; le liquide ayant fait irruption à l'extérieur et la poche s'étant vidée, la paroi d'apparence scrotale qui la recouvrait présenta une dépression profonde.

Ce kyste était tapissé par une membrane muqueuse lisse et rosée, aboutissant par un trajet bien court à l'orifice en forme de méat. Il est possible que cette cavité ait constitué autrefois la poche d'un kyste : Au-dessus et en arrière de ce kyste qui en tout cas paraît avoir suppuré, on trouve un grand nombre de kystes disséminés au milieu d'un tissu assez dense. Le tissu examiné au microscope était formé d'éléments fibres-plastiques et de cellules embryonnaires en grande abondance mêlées à une certaine quantité de vésicules adipeuses.

Les kystes épars au milieu du tissu étaient de diverses grandeurs ; deux d'entre eux, régulièrement sphériques, présentaient un volume plus considérable que tous les autres. L'un situé à gauche était le plus considérable, l'autre occupait le côté droit et était plus profond que le précédent. En ouvrant une de ces parties, on voit s'écouler un liquide gélatineux rempli de cellules d'épithélium pavimenteux, après l'écoulement du liquide on s'aperçut que le fond du kyste était constitué par une paroi résistante, osseuse en apparence, et présentant à

peu de chose près la configuration d'un os hyoïde. L'examen histolo-
gique.confirma la nature osseuse de ce fragment solide qui formait la
paroi profonde de la poche ; il était en outre revêtu par une couche
périostique parfaitement nette. Plus loin la lame osseuse dont il s'a-
git se terminait par une sorte de membrane fibro-cartilagineuse.

Dans la poche voisine le liquide était formé de couches tantôt noirâtres et opaques, ou violacées ; contenant quelquefois des globules de
pus, quelquefois des cellules épithéliales ; quelques unes à cils vibratiles, enfin des noyaux osseux ou cartilagineux. Les masses osseuses
étaient au nombre de sept. Les unes formaient la paroi d'un kyste,
d'autres étaient enclavées dans le tissu embryonnaire qui constituait la
gangue de la tumeur, et n'en était séparée que par une mince enveloppe fibreuse; rappelant absolument la membrane périostique. Nous
avons examiné les parois de plusieurs kystes, ces parois représentaient
de véritables membranes muqueuses tapissées à leurs parties superficielles par une couche d'épithélium à cils vibratiles. Elles possédaient
un chorion assez épais muni d'éminences papillaires assez larges,
traversées par des capillaires extrêmement nombreux. Ce chorion adhérait à une couche de fibres musculaires lisses parfaitement nettes,
mais disséminées sans beaucoup d'ordre dans toutes les directions.
Enfin dans la partie superficielle de cette couche de fibres musculaires, on apercevait des sections transversales de tubes probablement
glandulaires remplis par de grosses cellules épithéliales cubiques.

OBSERVATION Buman. — (*Bulletin de la Société médicale de la
Suisse romane*, juillet 1872) (1). Tumeur congénitale de la région
ano-coccygienne opérée à la naissance; nouvelle opération quinze ans
plus tard. Guérison.

Mlle J. Z., âgée de 15 ans, bien portante, non encore réglée; est ve-
nue au monde avec une tumeur de la région ano-coccygienne de la
grosseur d'une noix. Cette tumeur fut ponctionnée, puis incisée, il
resta un trajet fistuleux. A l'âge de six ans une nouvelle tumeur parut et fut de nouveau incisée. Elle suppura et laissa une fistule qui a

1. *Revue des sciences médicales* 1873. T. 1, p. 884.

persisté jusqu'à 1864, époque à laquelle Buman fut appelé. Il constata un orifice fistuleux vers le sommet du coccyx avec un écoulement purulent, au-dessous de l'orifice une autre ouverture admettait l'entrée du petit doigt. Enfin il existait une tumeur oblongue, lisse et arrondie sans fluctuation entre ce second orifice et l'anus. Le toucher rectal faisait constater un refoulement du rectum en avant et une tuméfaction mal définie du plancher périnéal. Le squelette du bassin était intact. La défécation s'effectuait bien et l'innervation des membres inférieurs était normale. Une opération fut résolue. L'incision du conduit fistuleux conduisit dans un kyste dont la paroi était fibreuse. La membrane fut excisée, la cavité située au-dessous était tapissée par une membrane également dure et résistante, elle communiquait avec une autre cavité kystique, remplie d'une matière jaunâtre. La dissection et l'incision du tissu induré donna lieu à une hémorrhagie artérielle ; lorsque la dissection fut achevée la plaie fut bourrée avec de la charpie.

Un mois après une certaine quantité de matière cérumineuse et calcaire, puis des matières ayant l'apparence de fèces durcies, bien qu'il n'y ait aucun signe de communication avec le rectum, sortirent par la plaie. On retira dans une nouvelle opération des tissus indurés remplis de matières calcaires. La plaie guérit bien après cette troisième opération. La menstruation s'établit un mois après. Depuis rien de particulier ne s'est produit, la malade est bien guérie, mais il reste au périnée une excavation du volume d'une noisette formée par du tissu cicatriciel.

OBSERVATION Buman. Accouchement avant terme, enfant vivant, tumeur volumineuse de la région sacro-coccygienne, mort, dissection de la tumeur.

La mère, âgée de 25 ans, est primipare, elle est enceinte de 8 mois, au début du travail on constata, par le toucher, une tumeur dépendant du fœtus, dont la nature resta indécise.

L'accouchement se fit spontanément. L'enfant, du sexe masculin, venu vivant, avait une tumeur volumineuse à l'extrémité inférieure du tronc ; elle empêchait de le coucher sur le dos. Il ne vécut que quelques heures.

Autopsie. — La tumeur est arrondie, non bosselée séparée en deux lobes par un sillon antéro-postérieur. La peau est mobile et saine. On sent la fluctuation très distincte d'une moitié à l'autre de la tumeur. La pression ne réduit en rien son volume. Son grand diamètre mesure 14 centimètres, la grande circonférence 32 centimètres et enfin la circonférence au niveau du pédicule 15 centimètres.

Au dessous de la peau incisée, existe un thrombus diffus, une lame fibreuse sous-cutanée se continue avec les aponévroses de la fesse, au dessous il existe des fibres musculaires des fessiers.

Le coccyx est refoulé en arrière à angle droit sur le sacrum, il adhère au raphé qui sépare les deux lobes. Au niveau du ligament sacro-sciatique droit, il existe une tumeur fluctuante, transparente, en communication avec le lobe droit.

Ce lobe renferme un liquide jaunâtre, visqueux, sanguinolent. Le lobe gauche renferme un liquide analogue mais plus dense. Les parois sont formées par une membrane nacrée, unie dans le lobe gauche et contenant à la partie supérieure un corps arrondi, sessile, du volume d'un citron, adhérent aux parois, formé de tissu fibreux, circonscrivant des vacuoles irrégulières, remplies d'un liquide visqueux. On ne trouve aucune apparence de débris fœtaux. Les organes du petit bassin ont leurs rapports habituels, le sacrum n'offre aucune altération.

OBSERVATION de Soyre (1). — Une femme de 28 ans, multipare, réglée à 13 ans 1/2, ayant eu un enfant et un avortement à sept mois, eut, après la mort de son mari, une troisième grossesse. Pour ne pas faire connaître son état à sa famille, elle prit certaines précautions. Sa grossesse, quoique très bonne, lui causa des inquiétudes. Elle rentre à la Maternité le 17 janvier. La veille de son entrée, sa petite fille lui porta un violent coup de tête dans le ventre. Les douleurs vives suivirent cet accident, une hémorrhagie abondante se déclara pendant la nuit. Le 18, à minuit, elle accoucha facilement d'une

1. *Archives de tocologie*, 1874.

petite fille pesant 2,050 grammes. L'enfant mourut quatre ou cinq heures après l'accouchement. L'accouchement n'était pas à terme, le fœtus avait à peine sept mois, était régulièrement constitué et portait une tumeur dont voici la description.

La tumeur a deux fois le volume d'une orange. Le lendemain, la rupture d'un kyste sous-cutané réduisit la tumeur de moitié.

Aspect extérieur. — Au-dessous du siège de l'enfant, la peau ne présente pas d'altération, sauf à la partie tout à fait déclive où une partie ulcérée, de la dimension d'une pièce de 2 francs, correspond à une cavité noirâtre creusée dans la tumeur. A la base, qui adhère à la partie inférieure du pubis, la tumeur présente un léger étranglement formant bourrelet, ce qui la rend indépendante des cuisses entre lesquelles elle pend librement. Elle commence au-dessous des organes génitaux externes qui sont intacts. L'anus est repoussé en avant et à gauche. En arrière, la tumeur paraît dépendre de la peau, elle n'adhère pas aux os qui sont intacts. Le coccyx semble un peu dévié du côté gauche.

Au côté externe de cette tumeur, existent deux saillies qui semblent de nature kystique. Elles ont la grosseur d'une noisette. Elles se trouvent situées au-dessus de la racine de la tumeur et du bourrelet formé par l'espèce d'étranglement circulaire qui limite sa base. Rien de particulier n'est à noter dans l'abdomen, ni dans les organes génitaux externes.

Description. — La peau est indépendante de la tumeur qui est de couleur rougeâtre et qui présente une coque fibreuse à travers laquelle on sent des bosselures de volume variable, mais la tumeur est molle et ne présente nulle part des parties réellement solides. La membrane fibreuse forme une enveloppe à la tumeur et semble se terminer au bourrelet où elle forme un véritable pédicule. Sa consistance est peu considérable.

Après avoir rabattu la membrane, on arrive sur la tumeur, qui est formée de parties bosselées, représentant tout à fait l'aspect d'un encéphaloïde ramolli ou même encore de la matière cérébrale en voie de désorganisation.

Il existait sur la peau une ulcération qui se continue dans la tumeur et qui est fermée par un caillot de sang. Ce caillot, qui servait de bouchon, ayant été ôté, une sonde cannelée pénètre dans un espèce de cul-de-sac qui va jusqu'au plancher du bassin. Les masses de la tumeur sont parsemées de veines. La tumeur adhère à la partie profonde de l'aponévrose et remonte du côté droit jusqu'a l'extrémité inférieure de l'articulation sacro-iliaque droite par un lobe du volume d'une noix, qui a refoulé le coccyx à gauche. A un centimètre 1/2 au-dessous de la pointe du coccyx, au point où l'adhérence de la peau et de la tumeur est la plus solide, se trouve un petit corps long de trois à quatre millimètres, de consistance ostéo-cartilagineuse, qui semble être la dernière vertèbre du coccyx. La canal rachidien ne présente rien de particulier.

Examen histologique. — La membrane d'enveloppe se compose d'une trame lamineuse à épithélium pavimenteux. Il existe des capillaires nombreux. On a constaté aussi la présence de cristaux dans la membrane. Dans un point on trouve des cellules irrégulières remplies de granulations pigmentaires. Dans une coupe faite dans la partie fibreuse, on trouve : 1° à la partie la plus externe un tissu lamineux à cellules étoilées, séparées dans la partie moyenne par des cloisons qui limitent des lacunes ; 2° des noyaux libres ; 3° des lacunes renfermant de la graisse contenue par des mailles de tissu lamineux très fin ; 4° des faisceaux striés dirigés en sens divers ; 5° dans le fond de la tumeur, des cellules rondes ou embryoplastiques en voie de transformation. L'ensemble décrit forme une masse creusée de cavités dont l'une a le volume d'une noix, l'autre d'un grain de millet. La grande cavité présente une membrane fibreuse, lisse, parsemée d'un grand nombre de noyaux qui se croisent obliquement et dans tous les sens, et au-dessous des capillaires à mailles irrégulières. Sur une coupe perpendiculaire à la paroi du kyste, on trouve en allant de l'intérieur à l'extérieur, une couche lamineuse étoilée avec lacunes. On n'a pas trouvé dans le grand kyste trace d'épithélium, il en existe un dans un kyste plus petit. C'est un épithélium pavimenteux simple à cellules renfermant chacune un gros noyau, il y a aussi quelques fibres élastiques. On trouve un nodule osseux, enveloppé de cartilage et sur une coupe on peut suivre la transformation du tissu fibreux et du tissu osseux.

Les parties de consistance pulpeuse sont composées d'un riche réseau de capillaires à l'état embryonnaire. Dans les mailles de ces capillaires on trouve une masse d'apparence encéphaloïde constituée ainsi : 1° Cellules rondes à noyaux brillants apparaissant par l'acide acétique ; 2° des cellules plus grosses remplies de granulations brillantes, réfractant fortement la lumière ; 3° des granulations libres, des globules de nature graisseuse ; 4° quelques uns de ces éléments ont plusieurs noyaux, d'autres n'en n'ont qu'un seul avec des granulations ; 5° enfin les éléments les plus nombreux sont pâles et déchiquetés sur les bords avec granulations, mais l'acide acétique ne fait pas apparaître de noyaux.

OBSERVATION Depaul (1). — Kyste congénital uniloculaire de la région ano-coccygienne. Ponction suivie d'injection iodée. Guérison rapide. Analyse du liquide.

Le 5 mars de cette année (1877), un enfant du sexe masculin, âgé de quatre jours, fut apporté à la consultation de ma clinique. Il portait à la région périnéale une tumeur de la grosseur d'une petite orange. Il était né d'une femme habitant le voisinage de l'hôpital, et qui avait eu plusieurs enfants bien conformés. L'accouchement s'était fait très naturellement. La mère nourrissait ce dernier enfant qui était très bien portant et d'un volume qui indiquait qu'il était né à terme.

A l'extrémité inférieure du tronc en avant du coccyx, existait une tumeur irrégulièrement arrondie, modérément tendue, fluctuante dans toutes les directions et transparente lorsqu'on l'examinait dans toutes les conditions convenables. La peau qui la recouvrait était normale dans toute son étendue, seulement paraissant un peu plus mince à la partie déclive et était parcourue par quelques veines de moyen calibre, il n'existe aucune adhérence avec les os du voisinage, la colonne rachidienne ne présente rien de particulier.

1. *Archive de tocologie*. 1877.

· Le coccyx compris dans la paroi postérieure de la tumeur est relevé
et fortement porté en arrière, mais on le sent dans toute son étendue.
Aucune douleur ne paraît résulter de ces investigations. La tumeur
surtout développée en avant recouvre l'anus en partie. Cette ouverture
est du reste naturellement conformée ; l'écoulement des matières se fait
très régulièrement. Un doigt introduit dans le rectum permet de constater qu'aucun prolongement n'a lieu du côté de l'excavation du bassin.
Il parcourt librement la concavité du sacrum et même la face antérieure
du coccyx. Il est évident que la tumeur s'est surtout développée au
niveau du périnée en poussant en bas la peau de cette région et des
parties voisines. Les efforts et les cris n'apportent aucune modification
dans sa consistance, ou dans son volume.

Il me parut incontestable que j'avais affaire à une poche unique
sans prolongement dans les parties profondes, et renfermant un liquide
peu épais. Je fis le 7 mars une ponction avec un petit trocart d'un
moyen volume, et je retirai 170 grammes d'un liquide légèrement
jaunâtre tirant sur le rouge. La tumeur se vida, la peau revint sur
elle-même en se plissant un peu dans la direct'on verticale. Je fis alors
un nouvel examen, mais il ne m'apprit rien de particulier. Je ren-
voyais l'enfant à deux jours plus tard pour compléter mon opération.

Le 9 mars la tumeur s'était en partie reproduite et contenait de
nouveau une certaine quantité de liquide. Je fis une nouvelle ponction
qui donna issue à 15 grammes d'un liquide très analogue à celui
déjà extrait deux jours auparavant, mais auquel s'était mêlée une
certaine quantité de sang. Je poussais ensuite une injection iodée que
je fis ressortir presque complètement après l'avoir laissée 4 à 5 mi-
nutes. Tout se passa régulièrement, un gonflement dur se produisit
mais la peau ne rougit pas. La tumeur au bout de deux jours semblait
avoir repris son premier volume ; mais bientôt elle commença à dimi-
nuer petit à petit et le 3 avril la guérison pouvait être considérée
comme définitive. Quelques plis et un peu d'épaisseur de la peau in-
diquaient seuls le point occupé par la tumeur.

Analyse du liquide. — Il se sépare peu à peu en deux couches,
une matière d'un rouge vif occupe au bout de deux jours le fond du

vase. Le liquide supérieur était d'un beau jaune. Le dépôt, examiné au microscope, renferme des globules rouges peu altérés et quelques leucocytes. La matière colorante jaune isolée par l'alcool ne donne pas de réaction nette avec le réactif de Pettenkofer, ni avec celui de Gmelin.

OBSERVATION d'une inclusion fœtale. Tourneux. — Portebois Zélia, âgée de 24 ans, primipare, rentre le 24 mars 1881 dans le service de clinique d'accouchement à Lille. Elle a toujours joui d'une bonne santé, mais présente des traces évidentes de rachitisme, sans rétrécissement appréciable du bassin. Réglée à 17 ans, elle se vit pour la dernière fois, en septembre 1880. Les trois premiers mois de la grossesse se passèrent au milieu de vomissements fréquents. Vers le quatrième mois le ventre prit un développement anormal. A six mois et demi elle rentre à l'hôpital. Pendant les deux premiers jours les douleurs furent très vives et occasionnées par une dyspnée intense due au refoulement du diaphragme par les viscères abdominaux.

Le 30 mars, on provoque l'accouchement prématuré. Après la rupture des membranes, il s'écoula 2 à 3 litres de liquide roussâtre (on avait diagnostiqué hydramnios). Au bout de 5 à 6 heures, l'accouchement se fit naturellement, après que la résistance d'une vaste tumeur fut vaincue par des tractions qui produisirent quelque déchirures. L'enfant naquit vivant, mais mourut au bout d'une heure et demie environ.

Description de la tumeur. — La tumeur volumineuse et à base bosselée occupe toute la région caudale du fœtus. Elle remonte en arrière jusqu'à l'angle sacro-vertébral. Tandis que latéralement elle recouvre les fessiers, en avant elle se termine au niveau de l'arcade du pubis. Elle semble surtout s'être développée, entre l'extrémité inférieure de la colonne vertébrale, que l'on sent très nettement en haut et en arrière, et le rectum dont l'orifice anal, légèrement déjeté à gauche, occupe sa partie supérieure et antérieure, à un centimètre au-dessous de la vulve. Ses trois dimensions sont les suivantes. Diamètre transversal : 14 cent. Diamètre antéro-postérieur et vertical : 8 cent. En ouvrant l'abdomen on constate que la tumeur remplit toute

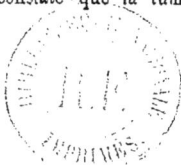

l'excavation pelvienne, le vagin est tiré par suite du refoulement de la vulve en avant, il est comprimé contre l'arcade pubienne, et il présente de plus un étranglement à sa partie moyenne. Il mesure une longueur totale de 3 centimètres 1/2. L'utérus et les ovaires sont normaux ainsi que les organes urinaires. Signalons un allongement de l'urèthre (2 centimètres) reconnaissant vraisemblablement la même cause que celui du vagin.

En regard du pubis, le tube digestif se trouve interrompu sur une étendue de deux centimètres environ. Son bout supérieur, gorgé de méconium, se termine par une extrémité effilée, intimement accolée au péritoine ; son bout inférieur, arrondi en cul-de-sac, à sa partie profonde, mesure une longueur de deux centimètres. Nous devons rechercher par l'étude approfondie du bourgeon anal, si cette interruption du tube digestif est la conséquence d'un arrêt de développement ou le simple résultat de la pression exercée par la tumeur.

Les ganglions du bassin sont considérablement hypertrophiés. Ils forment de chaque côté un chapelet à grains volumineux en avant du psoas.

En arrière, la tumeur coiffe le sacrum et le coccyx, et se prolonge à l'intérieur du canal sacré dans une étendue de un centimètre et demi, à partir de la base du coccyx, contractant des adhérences profondes avec les enveloppes médullaires. Elle reste toutefois indépendante du corps de la moelle épinière qui se termine en pointe au niveau de la troisième vertèbre lombaire, et donne naissance comme de coutume, au filum terminal que l'on peut suivre jusqu'au bord supérieur de la tumeur.

La composition complexe des tumeurs congénitales de la région sacro-coccygienne, et l'agencement irrégulier des parties qui les constituent, se refuse pour ainsi dire à toute description méthodique. A ce point de vue notre tumeur ne fait pas exception à la règle. On y rencontre en effet, comme dans la plupart des tumeurs mixtes de cette région, des kystes remplis de sérosité, des nodules cartilagineux et osseux, des faisceaux de fibres musculaires striées, des amas ou traînées de cellules épithéliales rappelant des formations glandulaires. Le tout distribué sans aucun ordre apparent au milieu d'une trame laminuese. Nous étudierons successivement la nature de chacune de ces parties ; en commençant par les cavités kystiques de beaucoup les plus importantes.

A. *Kystes.* — Le tissu de la tumeur est creusé de nombreuses cavités kystiques, dont les plus volumineuses peuvent atteindre 5 à 6 centimètres de diamètre, leur configuration est essentiellement variable. Quelques-unes absolument sphériques, possèdent une surface interne lisse ; sans excavations de la paroi, ni saillies à l'intérieur de la poche, tandis que d'autres, de forme irrégulière, envoient des prolongements simples et ramifiés dans le tissu ambiant. Toutes ces excavations contiennent un liquide transparent d'un jaune citrin, se troublant sous l'influence de la chaleur, et se coagulant par l'addition de quelques gouttes d'acide azotique.

La membrane épithéliale, qui constitue leur revêtement interne, présente également des modifications notables, non seulement suivant les différents kystes, mais encore suivant les différents points envisagés d'un même kyste. C'est ainsi qu'une cavité, tapissée sur une certaine étendue par une couche endothéliale analogue à celles des séreuses, pourra montrer plus loin une couche épithéliale, formée d'un seul plan de cellules rappelant un épithélium pavimenteux stratifié. On peut dire toutefois que c'est la forme cylindrique ou prismatique qui prédomine, tantôt les cellules sont alignées sur une seule rangée avec ou sans cils vibratils, tantôt au contraire, elles se disposent sur plusieurs couches, comme dans l'épithélium prismatique stratifié de la trachée. Dans ce cas, les cellules prismatiques superficielles, garnies de cils vibratiles à leur surface libre reposent sur un lit de petites cellules polyédriques. Il arrive même parfois qu'au milieu d'un revêtement pavimenteux stratifié, on rencontre de distance en distance, des cellules cylindriques ciliées, enclavées et comme pendues au milieu de cellules polyédriques ou pavimenteuses.

En dehors de cette couche épithéliale la paroi lamineuse des kystes ne se distingue généralement pas de la trame ambiante avec laquelle elle est en continuité directe de tissu. Nous devons toutefois mentionner dans la paroi de quelques kystes et au voisinage de l'épithélium, la présence d'éléments fusiformes, disposés parallèlement à la surface et formant en quelques points une couche de 10 à 15 millimètres d'épaisseur. La coloration jaune-orangée que prennent ces éléments sous l'influence du picro-carmin et la forme en bâtonnets de leurs noyaux tendraient à les rapprocher des fibres musculaires lisses. La tumeur ayant été conservée, partie dans l'alcool et partie dans le liquide de Muller, il nous a été impossible d'étudier sur eux la réaction caractéristique de l'acide azotique.

B. *Traînées épithéliales, et amas épithéliaux d'apparence glandulaire.* — Nous rapprocherons des formations kystiques précédentes des traînées de cellules épithéliales polyédriques, avec ou sans lumière centrale, anastomosées les unes avec les autres et parfois ramifiées à l'une de leurs extrémités à la manière des conduits glandulaires. Par place, en conduits épithéliaux pelotonnés les uns sur les autres ou couverts de bourgeons latéraux, constituant de petits amas globuleux de un à deux millimètres rappelant la configuration d'une glande veineuse en voie de formation. Ces traînées épithéliales nous paraissent devoir représenter le premier degré d'évolution des cavités kystiques. Que certains bourgeons viennent, en effet, à se détacher de la masse commune, comme le fait se produit normalement dans le développement de la thyroïde ; que, de plus, leur cavité centrale s'agrandissent par la production croissante du liquide, et nous aurons une série de kystes plus ou moins développés et indépendants les uns des autres. La dilatation d'une traînée épithéliale tout entière, avec ses expansions latérales, devra de même donner naissance à une cavité anfractueuse dont le revêtement épithélial pourra subir dans la suite des modifications diverses.

C. *Nodules cartilagineux et lamelles osseuses.* — Sur la ligne médiane, en plus des parties précédentes (kystes, amas épithéliaux), de petits nodules cartilagineux mesurant de un à dix millimètres de diamètre et enveloppés d'une couche lamineuse à fibres serrées qui leur constitue une sorte de périchondre. Tous ces nodules sont formés de tissu cartilagineux hyalin généralement dépourvu de conduits vasculaires. Seuls les plus volumineux sont pénétrés de distance en distance par un vaisseau sanguin, accompagnés de quelques éléments lamineux, sans qu'on puisse découvrir sur aucun d'eux traces d'ossification. Leurs chondroplastes, petits, sphériques ou irréguliers ne renferment qu'une seule cellule cartilagineuse, comme dans les cartilages embryonnaires.

Le tissu osseux n'est représenté que par quelques petites lamelles développées au sein du tissu lamineux dont l'épaisseur ne dépasse pas un dixième de millimètre. Elles sont tapissées sur leurs deux faces d'ostéoplastes, comme dans le cours du développement normal, et même en quelques points d'éléments volumineux, finement granuleux et à noyaux multiples offrant tous les caractères des myéloplaxes. Les cavités ostéoplastiques de la substance fondamentale sont volumineuses, serrées les unes contre les autres ; quelques unes de ces excavations communiquent largement entre elles.

D. *Fibres musculaires striées.* — A ces nodules cartilagineux se trouvent annexées des fibres musculaires striées en voie de développement, qui viennent s'implanter directement sur le périchondre. Leur diamètre est en moyenne de neuf millimètres. Au voisinage des lamelles osseuses les fibres musculaires sont plus réduites, et à situation transversale moins accusée.

E. *Prolongement de la tumeur dans le canal sacré.* — Nous avons indiqué précédemment la pénétration de la tumeur à l'intérieur du canal sacré dans une étendue d'un centimètre et demi environ, et ses rapports avec l'extrémité inférieure du filum terminal. De nombreuses coupes, pratiquées sur la tumeur dans cette région, ne nous ont pas permis de retrouver le canal de l'épendyme dans son épaisseur. Son prolongement sacré est exclusivement constitué de tissu lamineux ou fibreux, sans cavités kystiques, avec de petits amas de vésicules adipeuses. Il est traversé, en plus, par les racines médullaires qui englobent jusqu'au voisinage de leurs ganglions spinaux. Dans ses couches périphériques, il se confond entièrement avec les enveloppes médullaires.

Contrairement à l'assertion de quelques observateurs, nous n'avons

Lachaud   8

trouvé dans la tumeur aucune partie offrant la composition habituelle
de la substance grise des centres nerveux. On trouve bien çà et là
des accumulations de petites cellules sphériques plongées dans une
substance finement granuleuse ; mais l'abondance des éléments cel-
lulaires, l'absence de toute cellule nerveuse nettement caractérisée, et
la teinte rosée de la matière interposée (après action du picro-carmin)
s'opposent à toute assimilation avec un tissu de nature nerveuse.

F. *La peau.* — La peau qui recouvre la tumeur ne présente pas
de modifications notables. La surface du derrière est lisse, sans élevu-
res papillaires, comme dans toutes les distensions exagérées de cette
membrane (poches des fissures spinales). L'épiderme continue à
envoyer dans la profondeur des involutions glandulaires ; moins développées peut-être que dans le voisinage du sillon qui limite la tumeur.
Il possède, du reste, ses deux couches fondamentales dont l'épaisseur
n'est pas diminuée.

G. *Modifications des organes voisins.* — Nous n'insisterons pas
sur les modifications du vagin et de l'urèthre qui sont le résultat
manifeste de la compression exercée par la tumeur. On peut en dire
autant de la division que nous avons signalée à la partie inférieure
du tube digestif. Dans les imperforations anales congénitales qui
résultent d'un arrêt de développement de l'intestin postérieur, le revêtement épithélial du cul de sac anal se rapproche en effet sensiblement
de l'épiderme dont il dérive. Ici au contraire l'extrémité profonde du
bourgeon possède la composition du rectum avec ses deux couches
musculaires, sa muqueuse, ses follicules et un épithélium prismatique
parsemé de cellules caliciformes. Ce n'est qu'à une distance d'un centimètre et demi du fond que commence la muqueuse anale dont la
hauteur est en moyenne de un millimètre. Comme à l'état normal,
l'épithélium de cette muqueuse, d'abord prismatique, stratifié, se mo-
difie progressivement et devient pavimenteux, stratifié au voisinage
de sa continuité avec l'épiderme. Nous avons recherché avec soin,
par la ponction d'abord et ensuite par les coupes transversales, si
l'extrémité inférieure du tube digestif ne se recourbait pas en arrière
du péritoine ; nous n'avons observé nulle part trace de communica-

tion. Il est, du reste, facile de suivre cette extrémité effilée jusqu'à sa terminaison, et de constater sur elle, après une simple diminution du calibre, la disparition successive de toutes les couches du rectum.

Tumeur périnéale formant obstacle à l'accouchement.

Stedmann (*Boston med and surg. Journal.* Obs. résumée).

Femme de 32 ans, à terme. Le travail a débuté franchement par une présentation mento-antérieure de la face, l'accouchement a été difficile et long. Il se termina par la rupture d'une tumeur volumineuse ; il s'écoula une grande quantité de liquide mélangé à du sang. Stedmann croit à une dégénérescence de la glande de Luschka.

Schreiberg (*Deutsche Zeitschr fur chirurg.*, n° 344) 1879, rapporte deux cas dont l'opération a été suivie rapidement par la mort.

Dans la première il s'agit d'un enfant de 21 mois. La tumeur, à la naissance, avait le volume d'un œuf. Elle s'étendait de la région lombaire à l'anus ; fluctuante par place, elle était aussi très mobile. La peau qui la recouvrait, était en un point atteinte d'une dégénérescence éléphantiasique. Pendant l'extirpation on trouva un pédicule volumineux adhérent au sacrum et que l'on dut sectionner sans savoir s'il communiquait avec le canal rachidien. La tumeur était formée de tissu fibreux, de consistance plus ou moins serrée suivant les endroits, et d'un kyste du volume d'un œuf. L'enfant est mort, l'autopsie n'a pas été faite.

Deuxième observation. L'enfant est âgé de 10 mois, et atteint du pied bot gauche. La tumeur recouvre la moitié gauche du sacrum et la fesse du même côté, elle est distendue et hémisphérique, du volume d'une tête d'enfant ; au-dessous et en dehors est une petite tumeur d'apparence muqueuse, pédiculée, irrégulièrement mamelonnée ; un conduit fistuleux donna issue à du pus, on enlève cette tumeur et on la trouve formée d'un tissu fibreux réticulé, envahi par de la graisse ; à la surface sont des papilles et des glandes d'épithélium cylindrique très enveloppées. La grande tumeur est extirpée quelque temps après. Il survient une hémorrhagie abondante qui nécessite la ligature en masse du pédicule. Cette tumeur est composée par un sac d'hydro-rachis dont la paroi interne ne présente que pus et filets nerveux. On rencontre un second kyste qui semble provenir de l'ischion et qui est également enlevé, ses parois sont simplement fibreuses. A l'autopsie on constate que la crête sacrée est normale à droite. La moitié gauche de la face postérieure du sacrum manque et se trouve remplacée par une masse graisseuse au milieu de laquelle on trouve le pédicule de la tumeur conduisant dans le canal rachidien.

Wurtzberg. Deutsche ztsch. f. chir., t. X, n° 5 et 6 novembre 1878.

Une jeune fille de 26 ans porte entre l'anus et le sommet du coccyx une tumeur congénitale ayant atteint le volume des deux poings, manifestement fluctuante et irréductible ; elle est surmontée de deux autres petites tumeurs, l'une d'apparence lipomateuse, lobulée, est au voisinage de l'anus ; l'autre plus voisine du rachis, présente une ouverture fistuleuse donnant issue à un liquide brunâtre et fétide. La tumeur ne semble pas avoir d'adhérence profonde. L'extirpation en est pratiquée très facilement d'abord, mais on finit par rencontrer sur le sommet du coccyx un prolongement tubuliforme, rempli d'un liquide putride brunâtre, de l'épaisseur d'un doigt, s'enfonçant dans le bassin et dont il fut impossible de retrouver l'extrémité supérieure. On dut donc se borner à la sectionner, à faire dans son intérieur des irrigations avec une solution d'acide phénique au vingtième, et à introduire un tube à drainage. Le pansement de Lister fut appliqué et la guérison se fit très promptement. Le prolongement intra-pelvien s'est transformé en un conduit fistuleux qui s'est peu à peu rétréci, de manière à n'avoir plus que le diamètre d'un stylet de trousse.

A l'examen histologique. la tumeur paraît formée de deux parties, l'une voisine de l'anus, ayant le caractère du lipôme, l'autre composée de kystes nombreux, enchassée dans un tissu conjonctif, tantôt lâche, tantôt serré. Dans la paroi externe de la tumeur se trouvaient deux productions, l'une osseuse, l'autre cartilagineuse. Wurtzberg croit que la première tumeur est un kyste lipôme ayant pour point de départ le tissu conjonctif sous-cutané, mais il ne s'explique pas la présence du prolongement intra-pelvien.

OBSERVATION Lannelongue. *Spina bifida volumineux de la région.*

*lombo-sacrée chez un sujet issu d'une mère syphilitique et syphili-
tique lui-même.* — Le 20 mars 1883 on apporte à l'hôpital Trousseau un
jeune garçon âgé de 25 mois, nommé Coudron (Leon) ; les renseignements des parents sont les suivants. Ils ne portent ni l'un ni l'autre
de vice de conformation et il n'en existe pas dans leurs deux familles.

La mère a été manifestement syphilitique ; elle accompagne son
mari, qui nous dit que quelque temps après son mariage, il a eu un
retour de plaques muqueuses à l'anus et qu'il communiqua la maladie
vénérienne à sa femme alors enceinte qui accoucha d'un premier enfant mort-né à huit mois. Ils suivirent l'un et l'autre un traitement
assez long ; la mère resta deux ans sans avoir d'enfant, puis elle accoucha de celui qu'elle conduit à l'hôpital. La syphilis du père remontait
à dix-huit mois environ avant son mariage ; il avait suivi très incomplètement un premier traitement.

L'enfant est blond et chétif, de petite taille, il a la figure d'un enfant qui a souffert. A son arrivée au monde il portait une tumeur du
volume d'un œuf de poule dans la région lombo-sacrée ; elle sera dé-
crite plus loin. Quelque temps après sa naissance, trois semaines environ, il eut sur le corps des boutons ulcérés qui persistèrent longtemps
et qui y ont laissé les cicatrices qu'on y voit encore.

A l'âge d'un an il a eu un écoulement par les deux oreilles qui
vient de s'arrêter ; depuis un mois il est atteint de blépharite ; aujourd'hui sur tout le tronc de cet enfant, principalement en arrière et
aussi en avant sur le ventre, on trouve des taches d'un blanc mat, entourées d'une aréole légèrement pigmentée. A la loupe ces taches apparaissent ridées et circulaires, de la dimension d'une lentille à celle
d'une tête d'épingle. Il en existe quelques-unes sur la face postérieure
des cuisses ; les jambes et les pieds en sont dépourvus ; elles sont assez
rares sur les épaules et les bras ; la figure n'en présente pas.

Etat du crâne. — Les fontanelles sont fermées ; le crâne est
gros, volumineux, asymétrique. La bosse frontale droite est plus
prononcée que la gauche ; au niveau des sutures il n'existe pas
d'éminences maxillaires.

A la commissure buccale gauche, on aperçoit un état de soulèvement de la muqueuse ; elle est légèrement blanchâtre et il y a une certaine ressemblance avec une plaque muqueuse commissurale. Sur la langue existe une large plaque desquamative circulaire, très étendue sur la ligne médiane et en arrière ; en avant on trouve une seconde plaque demi-circulaire soulevée et blanchâtre, plus petite. Le fond de la gorge offre une teinte cuivrée et de nombreuses granulations.

État des dents. — Les incisives supérieures présentent à leur base un grand sillon transversal avec état carieux, les bords sont tranchants avec des dentelures profondes. Pas d'altération des molaires. Le reste du squelette ne présente rien d'anormal ; cet enfant est rachitique à un faible degré ; les côtes sont un peu gonflées mais le crâne paraît plus atteint.

Dans la région sacro-lombaire existe une tumeur placée sur la ligne médiane et empiétant fortement sur l'une et l'autre fesse. Sur la ligne médiane elle s'étend depuis le dessous de la pointe du coccyx jusqu'aux vertèbres lombaires. En hauteur sur la ligne médiane, elle mesure au niveau du pédicule plus de 10 centimètres. En travers elle empiète un peu sur la fesse droite de 2 ou 3 centimètres, mais se développe surtout aux dépens de la fesse gauche qu'elle recouvre presque en entier, formant une grosse tumeur surajoutée à cette fesse. En travers le pédicule a 17 centimètres.

La circonférence au niveau du pédicule est de 36 centimètres. A partir de son implantation, la tumeur se développe directement d'avant en arrière et forme une proéminence assez régulièrement ovoïde, tout à fait comparable à une tête de jeune enfant. La hauteur du pédicule au niveau de son sommet a 10 centimètres.

Cette tumeur est partout recouverte par la peau, qui est tendue, luisante en certains points, ailleurs fendillée, squameuse, ou est le siège d'un érythème comparable à de l'impétigo. Enfin en un endroit la peau est ulcérée et présente au centre une petite escarre superficielle, de l'étendue d'une pièce de cinquante centimes. Par cette ulcération s'écoule non pas seulement du pus, mais il se fait une transsudation d'un liquide séreux, à peine citrin. La tumeur est fluctuante et tendue ; comprimée assez fortement, elle ne se réduit pas. D'autre part, les efforts de l'enfant quand il pleure ou qu'il crie ne produisent pas d'impulsion. En explorant le pédicule on ne découvre pas d'orifice profond ; la tumeur est adhérente, tout en jouissant d'une certaine mobilité. Les membres inférieurs et le reste du corps sont bien conformés ; la sensibilité est conservée, mais les membres inférieurs sont impuissants pour la marche. L'enfant se maintient debout, remue ses membres, mais ne marche pas seul.

Il était depuis quelques jours dans le service lorsque l'eschare centrale se détacha, déterminant ainsi une perforation spontanée de la tumeur. Le liquide qu'elle contenait s'écoula entièrement. Le lendemain, il se produisit une inflammation de la poche, qui se propagea les jours suivants aux méninges du rachis, et l'enfant succomba à une méningite suppurée trois jours après cette perforation.

Examen de la pièce anatomique. — La poche a été incisée à partir du point culminant perforé, et elle offre les particularités suivantes :

La membrane interne, d'aspect blanc grisâtre dans sa plus grande étendue, était marbrée de plaques rosées congestives et très vasculaires. L'une d'entre elles occupait la portion gauche de la tumeur et offrait l'étendue la plus considérable. Nous avons pu observer la disposition particulière présentée par la moelle. La pièce, dans son état actuel, montre très nettement les particularités suivantes :

Le filum terminal et la queue de cheval forment un cordon allongé, cylindrique dans la première partie de son trajet, un peu élargi à sa terminaison : ce cordon, situé à la partie antérieure de la poche, émerge d'un orifice circulaire, à bords un peu plissés.

D'abord libre dans une étendue de deux centimètres, le cordon adhère par sa face antérieure à la partie de la poche située au-dessous de lui. En sorte, qu'entre l'orifice que nous avons mentionné, d'une part, et l'adhérence, existe une sorte de pont, dont l'importance au point de vue de l'étude de la circulation du liquide céphalo-rachidien, mérite d'être notée.

Si nous poursuivons l'étude du cordon, nous voyons qu'au-dessous de la première adhérence, celui-ci devient libre de nouveau, change de forme, s'aplatit, prend un aspect rubané, et se perd insensiblement sur la partie antéro-inférieure de la poche.

Notons qu'un réseau de simples filets nerveux existe dans l'intérieur de la poche, et prend son origine sur la partie la plus élevée du cordon.

Deux plans sont constitués par ce réseau : l'un superficiel, l'autre profond. Au point où les filets du réseau superficiel s'entrecroisent, se remarquent de petites masses irrégulières, qu'à première vue on suppose être de petits ganglions nerveux ; l'examen histologique a été confirmatif de ce fait.

Le réseau profond présente huit à neuf filets libres dans tout leur trajet, longeant la face antérieure du cordon et se perdant sur la partie latérale droite et antérieure de la poche. Un autre filet longe le cordon et part de celui-ci un peu plus bas. Ces divers filets naissent, les deux plus superficiels, du premier ganglion ; les autres s'echelonnent sur le cordon.

L'étude de la poche, en elle-même, nous a montré que celle-ci était sessile, assez exactement située sur la ligne médiane dans son ensemble ; disposition qui ne répond pas cependant complètement à la situation propre à l'orifice de communication avec la cavité rachidienne, comme nous aurons à le montrer.

La section de la tumeur nous a permis de reconnaître l'existence de plusieurs couches :

1° La peau, bordée de poils hypertrophiés au pourtour de la tumeur, et irrégulièrement épaissie.

La dissection de la première couche nous a montré comment le tégument se trouve inégalement épaissi dans ses divers points. C'est surtout à la périphérie que l'épaississement est notable ; le tissu cellulaire est peu abondant et ne siège qu'à la périphérie ; en réalité, la peau est entièrement fibreuse, dans la plus grande étendue de la poche.

2° Une deuxième couche aponévrotique, dépendant sans doute de l'aponévrose postérieure du rachis, a pu être détachée de la précédente; elle lui adhère à sa face profonde; en sorte qu'en certains points, il est difficile de séparer ces deux membranes. Nous notons que c'est au niveau des points où l'adhérence est la plus intime que la poche cutanée est la plus amincie.

Notons encore une disposition intéressante : à la partie supérieure de la tumeur, entre cette aponévrose et la peau existe une lamelle fibro-celluleuse, transversale, formant un pont au-dessus de ce qui constitue l'enveloppe fibreuse du cordon médullaire. Cette lamelle, longue de 4 centimètres, se termine à sa partie inférieure par un rebord adhérent à l'orifice de communication. Entre cette petite membrane fibreuse et la grande enveloppe fibreuse, existaient plusieurs petites loges analogues à des bourses séreuses.

3° La troisième enveloppe, ou enveloppe interne, est mince, souple, fibreuse. Son épaisseur varie ; elle est notablement épaissie à sa partie moyenne, à gauche et en avant ; elle est irrégulière à ce niveau, elle est comme criblée de petites dépressions et de petits replis, elle se continue avec la dure-mère rachidienne.

L'étude de l'orifice de communication a été pratiquée à l'aide de deux moyens : d'abord, on a recherché le degré de perméabilité de l'orifice, en injectant de l'alcool après avoir fait pénétrer la canule d'une seringue dans la partie dorso-lombaire des méninges rachidiennes.

Ce liquide s'est écoulé en petite quantité par l'orifice de communication.

La dissection des parties au niveau desquelles la dure-mère rachidienne passe au-dessous des vertèbres sacrées nous a montré que cette membrane s'engage au-dessous d'un pont fibreux, dépendant d'une insertion du muscle grand fessier. Ce pont produit une sorte d'orifice qui aplatit la partie sous-jacente et forme une sorte de goulot, entre le sacrum en avant et la dure-mère en arrière. Ce passage offre une étendue de 1 centimètre environ.

Une incision, portant sur la partie latérale droite du rachis, a bien montré comment l'orifice de communication est constitué; en arrière, entre la dernière lombaire et le sacrum, existe une solution de continuité, un espace d'un centimètre, occupé par une membrane fibreuse.

La première apophyse épineuse de la crête sacrée présente deux saillies latérales, séparées par un intervalle de 3 millimètres environ. En réalité, l'orifice osseux est formé par la partie postérieure des quatre premières vertèbres sacrées.

OBSERVATION personnelle. — Le 5 juin, on apporte à l'hôpital Trousseau, dans le service de M. Lannelongue, la nommée J. K..., âgée de 4 jours. La mère est une jeune femme forte et bien constituée. A part une fièvre typhoïde à l'âge de 8 ans, elle n'a jamais eu de maladies graves. Elle a marché très jeune et n'a présenté pendant son enfance, ni maux d'yeux, ni écoulements d'oreilles, ni ganglions hypertrophiés et suppurés, elle a eu ses règles à 15 ans, et a été réglée régulièrement. Elle est mariée depuis peu, a un homme de 30 ans, robuste et bien constitué. Du côté des parents de la mère, nous ne trouvons rien de particulier ; son père est mort très jeune à la suite d'un accident ; sa mère au contraire est morte dans un âge avancé d'une affection aiguë de la poitrine. Ses deux frères se portent très bien et n'ont jamais fait de maladies graves. Les parents du père se portent très bien, il a eu onze frères, cinq sont décédés, nous n'avons pas pu avoir de renseignements sur le genre de leur mort. Dans les deux familles, on n'a jamais eu à noter un cas de malformation quelconque. Il ne nous a pas été non plus possible de pouvoir constater la présence de la syphilis ou d'une autre maladie générale.

La grossesse a été très bonne, la mère nous dit qu'elle n'a jamais eu de vomissements, ni autres symptômes de la grossesse, mais que vers le sixième mois elle a eu par la vulve une petite hémorrhagie, qui a duré très peu ; elle a perdu à peine quelques gouttes de sang ; ne s'est pas alitée, mais a continué sans la moindre gêne à vaquer à ses occupations.

Au bout de neuf mois moins dix ou quinze jours elle fut prise de douleurs, le travail a été assez long, mais complètement normal. Comme chez la plupart des primipares bien conformées, la présentation a été une occipito-iliaque ; et la durée du travail a été surtout excessive pour la sortie de la tête. Le thorax et les membres n'ont pas présenté de difficultés pour l'extraction. La petite fille qui naquit portait à la région sacro-coccygienne une tumeur du volume d'une petite orange. Cette enfant est atteinte d'un ictère assez grave, elle est chétive, faible, mais bien conformée d'ailleurs, la grand'mère qui la présentait nous dit qu'elle prend bien le sein et se nourrit d'une façon convenable. S'étendant en hauteur depuis le sacrum au niveau de son union avec le coccyx jusqu'en arrière vers le tiers supérieur des cuisses, la tumeur a 7 centimètres dans ce sens, et dans le sens latéral empiétant sur chaque fesse elle mesure 9 centimètres. Elle se présente sous la forme d'une tumeur médiane à peu près symétrique. Bilobée dans sa partie la plus saillante qui est libre, elle est implantée à sa base par un large pédicule. C'est un très vaste appendice surajouté aux fesses prolongeant le tronc et venant tomber en arrière sur les cuisses. L'anus occupe sa place normale, il est placé en avant de la tumeur à 7 centimètres de son sommet.

La tumeur est symétrique. Elle présente sur la ligne médiane un sillon qui se continue en haut avec une dépression médiane placée au-dessus d'elle. De chaque côté existent deux lobes bifides à leur sommet.

La peau qui recouvre la tumeur est normale, elle présente au niveau du lobule gauche une cicatrice assez large. Sa couleur est absolument celle de la peau des autres régions ; elle présente cependant sur le sommet deux taches vasculaires, l'une à droite, l'autre à gauche, celle-ci plus étendue et couleur plus lie de vin que celle-là. Son épaisseur varie sur certains points. Par places, elle adhère intimement aux couches sous-cutanées ; dans d'autres endroits, au contraire elle est parfaitement mobile. Dans la partie la plus saillante de la bifidité, sur le côté gauche on trouve quelques poils assez longs. De plus tout à fait au sommet se détache un appendice singulier de 1 à 2 millimètres de longueur, recourbé, noirâtre, comparable à une antenne et constitué par un faisceau de poils.

La tumeur est assez mobile sur les parties profondes principalement au niveau des fesses, où elle peut jouer facilement sur les muscles. Mais sur la ligne médiane on sent sur sa base comme un pédicule qui la rattache au coccyx et qui limite sa mobilité dans le sens transversal et antéro-postérieur. Sa consistance est en général molle, mais inégale dans les points où on l'examine. Elle se compose de lobes distincts et paraissant indépendants. Deux sont fluctuants, mais ne communiquent pas entre eux, les autres lobes sont constitués par une consistance plus ferme, comparable à celle d'un tissu cellulo-adipeux assez dense. On n'y sent pas de battements, l'auscultation ne révèle aucun bruit anormal; la tumeur n'est ni réductible ni transparente et les cris de l'enfant n'augmentent pas son volume. M. Lannelongue trouvant l'enfant trop faible pour l'opérer, conseil'a à la grand'mère de la nourrir le mieux possible pour essayer de la réconforter. Il demanda à voir l'enfant de temps en temps. La mère est revenue plusieurs fois. L'enfant a considéra-blement grossi, elle se porte admirablement bien, et a une santé florissante. Mais la tumeur a augmenté de volume, aujourd'hui elle est plus grosse que le poing, il n'y a pas de grands changements dans son aspect extérieur; son volume seul a considérablement changé. Ses dimensions aujourd'hui, 26 décembre, sont : Diamètre transversal 14 centimètres. Diamètre antéro-postérieur 11 centimètres. L'enfant aura bientôt six mois, est fort et robuste. M. Lannelongue se décide à lui extirper sa tumeur, surtout parce qu'elle prolifère d'une façon trop considérable.

Opération. — Dans le premier temps l'incision de la peau a été conçue de telle manière, que la tumeur enlevée, on puisse en rappro-cher les bords sans perte de substance faisant plaie plate. En un mot, on laisse à la surface de la tumeur un triangle de peau adhé-rente, pour être enlevée avec elle. 2° Temps. On entre immédiate-ment dans une couche de graisse extrêmement épaisse. Ce tissu cellulo-adipeux est très dense et présente environ une épaisseur de 4 à 5 centimètres. On met en même temps à découvert la tumeur propre-ment dite qui occupe la partie supérieure de la masse et qui se di-rige du côté du sacrum. La dissection s'adresse d'abord à cette der-nière tumeur, M. Lannelongue l'isole facilement de tous ses rapports avec les parties voisines. Il remarque alors que cette tumeur part du coccyx qui est enveloppé dans son tissu aussi bien en arrière qu'en avant. Le coccyx paraît très mobile, au-dessus la dissection est continuée très facilement. La tumeur est isolée au niveau de son insertion et la partie du coccyx enveloppée par la tumeur est coupée et enlevée avec la masse tout entière.

En achevant de la séparer des parties situées au-dessous, on remarque un plexus érectile, principalement veineux, et que semble rattacher la tumeur au tissu graisseux dont on a parlé. La paroi rectale est séparée de la tumeur par les parties musculaires qui se trouvent normalement dans la région. Après avoir détaché la tumeur, la couche graisseuse est tellement considérable sur le périnée et de chaque côté des fesses que M. Lannelongue en enlève une grande partie avec des ciseaux de façon à donner une forme normale à la région.

Au cours de l'opération, l'enfant n'a pas perdu une grande quantité de sang. On a eu soin de faire l'hémostase opératoire. Une artère profonde se rattachant au pédicule a seule donné un peu de sang. On l'a liée, puis on a fait de légères cautérisations au thermo-cautère. La plaie est assez grande, car il a fallu débrider sur 11 centimètres pour extraire les deux tumeurs. Les deux lambeaux de la peau ont été affrontés au moyen de seize points de suture. A la partie postérieure, on a laissé un espace libre par lequel on a introduit un drain remontant jusque dans la partie supérieure de l'incision. Des lavages à l'eau phéniquée ont été faits par le drain, puis on a mis un pansement de Lister.

Description de la tumeur. — La tumeur principale est appendue au coccyx. Elle a une forme triangulaire à angle mousse. A la partie inférieure existe un lobule assez considérable qui s'y rattache. Son volume est environ celui d'une mandarine ordinaire. Sa longueur est de six centimètres, en haut, sa largeur est de quatre centimètres et de trois à la partie inférieure. Au toucher, elle a une consistance assez dure. Elle ne présente nulle part de trace de fluctuation. On ne trouve pas d'enveloppe propre, elle se confond avec le tissu conjonctif. A la coupe, on trouve un aspect qui rappelle certaines tumeurs solides,

mais multi-kystiques de l'ovaire. On voit la grande partie de la surface de la tumeur formée par une substance blanc-jaunâtre, traversée
par des tractus blanchâtres. Au milieu de cette substance, se trouvent
des poches kystiques d'étendue variable. Les plus petites dépassent à
peine deux millimètres, et les plus grosses peuvent atteindre un centimètre d'étendue. Le contenu de ces kystes est très différent. On reconnaît, en effet, en les ponctionnant, que les uns renferment un
liquide, clair, aqueux, absolument semblable à celui que l'on retire
des kystes hydatiques. Dans d'autres poches, on trouve un liquide
épais, blanchâtre; dans d'autres, enfin, le liquide est non seulement
épais, mais il a une coloration franchement purulente. Il semble donc
que cette tumeur est constituée par un grand nombre de poches kystiques réunies par du tissu conjonctif dont les mailles semblent infiltrées de tissu adipeux qui lui communique cette coloration jaunâtre.

L'autre tumeur est franchement lipomateuse. Elle a un volume
quatre ou cinq fois plus considérable que la première tumeur. La peau
qui est adhérente sur la plus grande partie de son étendue présente
une cicatrice vers le point où on a signalé le nœvus gauche. Cette
cicatrice qui a été enlevée avec la tumeur présente un tissu particulier,
très dur à la coupe et qui sera examiné ultérieurement. En pratiquant
dans le lipome des coupes transversales, on a ouvert un kyste beaucoup plus volumineux que les autres, il présente deux centimètres
environ de longueur sur un de large. Le liquide qu'il contenait est
l'analogue de ceux que l'on a trouvés dans les kystes de la première
tumeur.

L'examen histologique a été fait par M. Frémont, interne des
hôpitaux.

Le durcissement de la tumeur a été obtenu par la gomme et l'alcool. Quelques morceaux de la peau ont été au préalable placés dans
l'acide picrique.

La peau se présente avec ses caractères normaux, sauf dans le point
où l'on a noté la coloration particulière au nœvus. L'examen histologique y montre les modifications ordinaires des capillaires dans ces
tumeurs. Ils sont plus volumineux, ampullaires et irrégulièrement

dilatés ; leurs parois ont de gros noyaux et sont plus épaisses qu'à l'état normal. Le pannicule adipeux est considérablement augmenté et forme un véritable lipôme qui ressemble aux lipômes des autres régions, il présente cependant une particularité. Au milieu de la graisse, en disséquant la tumeur, on a trouvé un kyste à parois épaisses, formées de fibres conjonctives, concentriques. De la partie externe de ces parois partent des tractus conjonctifs qui vont séparer les lobules graisseux. La surface interne est formée par du tissu conjonctif, parsemé çà et là de noyaux de cellules plates. Ce revêtement incomplet résulte très probablement de la chute de ces cellules par suite des manœuvres pour le montage des coupes. Le liquide du kyste renferme un grand nombre de cellules déformées, dont il est impossible de connaître la nature.

La tumeur proprement dite est constituée par du tissu conjonctif très riche en cellules embryonnaires, mais sillonné par des tractus de tissu conjonctif plus avancé en organisation. A la périphérie ce tissu est serré de façon à former une sorte d'enveloppe plus résistante. Toute la masse est criblée de cavités kystiques de grandeur variable. Autour des cavités kystiques le tissu conjonctif est tassé de façon à leur former une paroi distincte. La face interne de ces grandes cavités présente des cellules disposées en stratifications dont les plus profondes sont arrondies et les superficielles plus aplaties. Toutes ont des noyaux peu distincts et sont infiltrées de graisse de telle sorte que l'acide osmique donne à toute cette couche une coloration noire très marquée. Autour des kystes plus petits, c'est à peine si on trouve quelques fibres conjonctives qui les délimitent par leurs directions du reste de la tumeur. Enfin il est un grand nombre de kystes microscopiques. Leurs cavités ne sont pas toujours circulaires, elles sont parfois allongées comme un tube dilaté à une de ses extrémités. Elles sont remplies d'une substance vaguement fibrillaire au milieu de laquelle se trouvent des cellules dont le noyau est coloré par le carmin. Les parois sont formées par des fibrilles conjonctives non distinctes de celles du reste de la tumeur, et tapissées par des cellules plates dont le noyau fait une légère saillie dans l'intérieur de la cavité.

Le contenu des grands kystes examiné à l'état frais a montré qu'il n'y avait pas de différence essentielle dans sa composition. En effet, ce liquide se présentait tantôt incolore, tantôt blanchâtre comme de la crème, tantôt d'un très beau jaune. Or, toujours nous le trouvons composé de cellules plates, polygonales. Les bords sont nets et non échancrés. Au centre on trouve un noyau, et entourant ce noyau, au milieu du protoplasma, des granulations graisseuses, tantôt à peine marquées, tantôt si abondantes qu'elles voilent le noyau.

En tenant compte de l'unité du produit et de l'existence dans tous ces kystes de cellules aplaties ; il est permis de penser que tous ces kystes ont débuté à l'état de kystes microscopiques. Se fondant sur les caractères de cet endothélium, sur l'existence du nœvus cutané, sur l'aspect macroscopique et jusqu'à un certain point histologique de cette tumeur qui rappelle celui des kystes congénitaux, se basant en outre sur l'absence complète de cartilage et d'os, M. Lannelongue croit que cette tumeur a son origine dans les petits vaisseaux de la région, car l'endothélium qui a été retrouvé dans les différents kystes rappelle celui des capillaires qui se trouvaient en très grand nombre dans la tumeur.

Le 27 novembre. — L'enfant est un peu fatiguée. L'acide phénique des lavages et du pansement a produit une légère intoxication qui se manifeste par des urines noirâtres. On fait un nouveau pansement phéniqué. Sa plaie est en très bon état. On conseille à la mère de donner à sa fille du thé avec une petite quantité de rhum.

28. — L'enfant tousse un peu, elle a la peau chaude et un léger degré de fièvre. On ne trouve pas, à l'auscultation, de signes particuliers, la respiration est normale. L'intoxication persistant, on remplace le premier pansement par un pansement à l'acide borique. La plaie ne suppure pas ; on continue le même traitement.

Le 29. — La mère n'a pas rapporté la petite fille.

Le 30. — Nous n'avons pas eu de nouvelles. Tout nous porte à croire qu'il est survenu un accident fâcheux tenant probablement au refroidissement de l'enfant par suite des différents voyages qu'il a fait de chez lui à l'hôpital plutôt qu'au traumatisme opératoire.

OBSERVATION PERSONNELLE. — Le 25 février une sage-femme présente à la consultation de l'hôpital Trousseau, un enfant mâle, âgé de quatre jours, présentant une tumeur singulière de la région ano-coccygienne. Les renseignements sur la santé des parents sont excellents, le mari qui accompagne l'enfant se porte bien, il a 28 ans, et du côté de ses parents il n'y a aucune défectuosité congénitale. La mère accouche pour la première fois; sa grossesse l'a un peu fatiguée mais elle n'a rien présenté d'insolite, l'accouchement, d'après la sage-femme, a été régulier, il a duré douze heures, la tête s'est présentée la première.

L'enfant n'offre aucune particularité autre que l'existence d'une tumeur occupant la région ano-coccygienne. Cette tumeur se présente sous la forme d'un appendice en forme de queue, s'insinuant en arrière entre les fesses pour s'implanter au niveau de la pointe du coccyx. La forme en est cylindrique, légèrement pédiculée à son origine et un peu renflée vers le sommet. Quand on examine l'enfant couché sur le dos et que les cuisses sont rapprochées la tumeur pend du tronc en arrière à la manière d'un battant de cloche à qui elle ressemble par la forme et elle repose sur la gouttière des cuisses.

Elle descend ainsi jusqu'au quart inférieur de la cuisse, sa longueur est, en effet, de huit centimètres et elle a en moyenne quatre à cinq centimètres de dimension en travers. Cette appendice ressemble d'autant mieux à une queue que la surface de la peau présente un nombre considérable de poils longs qui ont de trois à cinq centimètres de longueur, l'extrémité de la tumeur en est la plus pourvue.

La consistance de cette tumeur est molle, en certains points on y découvre une tension élastique et dans des régions circonscrites de la fluctuation, il y a évidemment une cavité pleine de liquide à son centre.

L'implantation de cette tumeur est profonde et on sent manifestement qu'elle est reliée au coccyx par un tissu dense qui entoure la pointe de cet os; en un mot, la pointe coccygienne est perdue dans la tumeur. Le pédicule est distant de l'anus de deux centimètres 1/4.

La peau de la tumeur ne présente aucun autre caractère que la présence des poils, il n'y a pas de traces de nœvus; la tumeur est

Lachaud   9

mobile, mais il ne semble pas que les mouvements soient autres que ceux provoqués par son propre poids.

L'âge de l'enfant et l'importance de l'opération font conseiller aux parents d'attendre encore quelques mois avant de pratiquer l'ablation de la tumeur. L'opération fut faite au bout de quatre mois.

Comme la tumeur était franchement pédiculisée et que l'insertion du pédicule ne formait pas une surface dépassant 3 centimètres de diamètre, l'opération fut pratiquée au thermo-cautère afin d'éviter toute perte de sang. Deux petits lambeaux cutanés furent disséqués; puis on procéda de la surface à la profondeur. Au moment où on arriva sur le coccyx l'opérateur se servit du bistouri; il remarqua alors que la pointe de cet os ne pouvait être séparée par la dissection, et il fit immédiatement la résection de l'extrémité du coccyx. L'opération était achevée; il n'y avait pas eu de perte de sang, on appliqua un pansement antiseptique. La cicatrisation de la plaie se fit promptement sans réaction notable, et au bout de quinze jours il ne restait plus qu'une fistule correspondant à la section de l'os qui persista encore dix jours et se cicatrisa enfin. L'enfant a été rapporté plusieurs fois à l'hôpital, il va très bien.

Nous avons eu des nouvelles de l'enfant dernièrement, il y a deux ans qu'il a été opéré il n'y a pas eu de récidives.

L'examen histologique a été fait par M. Vignal.

La peau qui paraissait normale à l'état normal et qui recouvrait toute la tumeur, présente la structure normale (poils, glandes sébacées et sudoripares). Elle n'est ni plus mince ni plus épaisse que dans la région inférieure du dos à cet âge. Quelques poils ont pris un développement énorme, ils sont raides et longs, ils offrent tous les caractères des poils adultes.

La tumeur elle-même est formée par plusieurs kystes, quelques-uns très grands, presque du volume d'une noix, d'autres plus petits, à peine visibles à l'œil nu.

La paroi des kystes est formée par une trame de tissu conjonctif dure, renfermant quelques fibres élastiques et cellules connectives aplaties entre les faisceaux connectifs.

Les vaisseaux sanguins et lymphatiques sont peu nombreux dans la paroi des kystes, ils le sont beaucoup plus dans la peau qui recouvre la tumeur, sans cependant l'ê're plus qu'à l'état normal.

Les parois de ces kystes sont recouvertes du côté de la cavité kystique par une seule couche de cellules épithéliales plates, ne présentant pas de cils vibratiles ; il existe par ci par là quelques rares cellules caliciformes.

Le liquide que renfermait les kystes est jaune citrin, limpide, pas filant et se coagule par l'action de l'alcool, il renferme aussi quelques cellules lymphatiques. Un des plus grands kystes renfermait un liquide rouge, cette couleur, ainsi qu'il fut facile de le voir par l'examen microscopique, était due à des globules sanguins, qui avaient pénétré dans la cavité kystique depuis peu de temps, car ils ne présentaient aucune altération, ils venaient probablement de la rupture d'un vaisseau pendant l'opération.

Dans la paroi des kystes, on trouvait par place des traînées de cellules épithéliales présentant les caractères de jeunes cellules.

Ces traînées sont presque semblables à celles que MM. Malassez et Sinety ont décrites dans les kystes de l'ovaire. Sont-elles destinées à devenir l'origine de nouveaux kystes, c'est ce qu'il est difficile de dire, car toutes les phases de transition n'existent pas, cependant dans mon opinion la chose n'est pas improbable.

Le pédicule du kyste se confondait avec les muscles de la région, il n'y a rien de spécial à noter, cependant les aponévroses paraissent être plus épaisses.

L'extrémité du sacrum enlevé avec la tumeur est normale, c'est-à-dire cartilagineuse, avec quelques petits points calcifiés comme on en trouve à cet âge.

CONCLUSIONS

De l'étude que nous venons de faire, nous croyons pouvoir conclure :

1° Qu'il faut diviser les tumeurs congénitales en quatre grandes classes ;

2° Que l'inclusion fœtale n'est pas le résultat de l'inclusion d'un fœtus dans un autre fœtus, mais qu'elle doit être produite par le développement anormal d'un feuillet ou d'une partie d'un feuillet du blastoderme ;

3° Qu'il existe des spina bifida sacrés, mais que l'on n'a pas démontré l'existence des spina du coccyx. Que le spina est toujours dû à un arrêt du développement des lames dorsales des vertèbres ;

4° Que les néoplasmes de la région sont nombreux ; qu'il y a lieu de les distinguer par la différence et de leur nature et de leur origine ;

5° Que la glande de Luschka ne peut pas être la seule cause qui les engendre ; que la difficulté de trouver cette glande ayant fait nier son existence par bien des auteurs, on ne peut pas affirmer que l'hypertrophie de cet organe, si toutefois il existe, puisse être l'origine de ces tumeurs ;

6° Que le pronostic est toujours assez grave ;

7° Que l'on ne trouve pas de causes efficientes, soit en dehors du fœtus, soit chez le fœtus lui-même ;

8° Qu'il faut toujours essayer de débarrasser l'enfant, une opération ayant dans bien des cas donné de très bons résultats.

INDEX BIBLIOGRAPHIQUE

Abbegg. — Archiv. f. Gynec. 1880.

Ammon. — Die angebornen chirurgischen krankheiten, Berlin, 1842.

Braune W. — Die Doppelbildungen und angebornen Geschwulste des kreusbeingegend. In Prager vierteljahrschrift, 1850. t. XXV.

Bernard et **Brodhurst.** — In holmes's surgery, tome VI, 1re édition, chap. sur les maladies chirurg. des enfants.

Benner. — Zeitung f. geb., 1879.

Braune. — 1842.

Bush. — Revue médicale, 1829, tome IV, page 118.

Bulletin thérapeutique, 1856, p. 501.

Buman. — Deux observations pour servir à l'histoire des tumeurs ano-coccyg. In Bull. medical de la Suisse Romane, juillet 1872.

Buxtorff. — Acta Helvetica, tome VII.

Bulletin de la Société médicale de Nancy, 1869.

Boyer. — Traité des maladies chirurgicales.

Broca. — Gazette des hôpitaux, 1876.

Broca. — Traité des tumeurs, t. II, 1re partie, 1869.

Constantin Paul. — De l'inclusion fœtale située dans la région sacro-périnéale. In Arch. gén. de méd., 1862.

Charpentier. — Arch. Tocologie, 1874.

Charpentier. — Traité pratique d'accouchement, tome II, p. 473.

Cornil et **Ranvier.** — Anatomie pathologique.

Cruveilhier. — Anatomie pathologique.

Comptes rendus de la Société de Biologie, 1867.

Comby. — Société anatomique, 1879.

Coulon. — Gazette hebdom., tome VIII.

Cusheng. — Annex. obst. Jour., 1878.

Coureaud. — Contribution à l'étude des fistules cutan. cong. de la région sacro-coccygienne. Thèse Paris, 1883.

Dareste. — Traité de Tératogénie, 1877.

Depaul. — Gazette médicale, 1865.

Dareste. — Académie des Sciences, 1879.

Depaul. — Société de chirurgie, 1867.

Duplay. — Des tumeurs congénitales de la région sacro-coccyg. in Archives générales de médecine, 1868.

Desprès. — Société anatomique, 1874.

Depaul. — Mai 1869.

De Soyre. — Archives de Tocologie, 1874.

Depaul. — Arch. de Tocologie, 1877.

Féré. — Société anatomique, 1878.

Furst. — Arch. f. gynec., 1872.

Gosselin. — Cliniques chirurgicales.

Gazette médicale, 1870.

Geoffroy Saint-Hilaire. — Traité des anomalies, 1836.

Giraldès. — Société de chirurgie 1860, pages 610 et 636.

Guibout. — Gazette hebdom., 1857.

Giraldès. — Société de chirurgie, 21 mars 1861.

Himly. — Geschichte des fœtus in fœtu Hanovre, 1831.

Hergott. — Thèse, 1878.

Holmes. — The surgical treatment of deseases of infancy and childhood Londres, 1868.

Heschl. — Gazette hebdo., 1860 p. 620.

Heyfelder. — Traité des résections, trad. Bœckel, Paris, 1863.

Hyvert. — Lyon médical, 1873. n° 10.

Heurtaux. — Société de chirurgie, 1882.

Joulin. — Concours 63.

Klebs. — Wirchow archiv. 67.

Kühn. — Lettre à la Société de chirurgie, 1867.

Kornalviski. — Etude sur les tumeurs congénitales de la région sacro-coccygienne Kœnigsberg, 1876.

Lebert. — Mem. sur les kystes dermoïdes, in Société de Biologie, 1re série, tome IV, 1852.

Leutkemuller. — Quatre cas de tumeurs congénitales. In strickers méd. Jahrb. 1875, p. 65.

Luschka. — Der Hernanhang und die Streiss drusse.

Lancereaux. — Anatomie Pathologique.

Lannelongue. — Société de chirurgie, mars 1882.

Lawson-Tait. — Comptes rendus avancem. des sciences, Dublin, 1877.

Lotzbech. — Die angebornen geschwulste der Hintern kreusbein- gegend, 1858.

Martin. — Monog. f. geb., 1864-67.

Marchant. — Arch. f. gyn., 1881.

Malgaigne. — Archives de chirurgie, 1845.

Meckel. — Anatomie pathologique, 1848.

Molck. — Thèse, Strasbourg, 1868.

Monod et **Brissaud.** — Progrès médical, août 1877. Mém. Société biologie, 1852.

Moussaud. — Des inclusions fœtales. Thèse, 1865.

Ollivier. — Traité des maladies de la moelle épinière.

Périn. — Thèse, Strasbourg, 1860.

Pabts. — Allemagne medecin Zeitsch, 1832.

Panas. — Société de chirurgie, mai 1877.

Peu. — Accouchement.

Porter. — The medical Times, 1er avril 1845.

Peyramaure-Duverdier. — Dépressions et fistules de la ré- gion sacro-coccygienne. Thèse de Paris, 1882.

H. Rancke. — Contribution à l'étude du spina bifida lombo-sa- cré, 1877.

Rizzoli. — Archiv. médecine, 1877.

Seumier. — Gazette des hôpitaux, 1833.

Shaumann.

Surmay de Ham. — Société de chirurgie.

Staude. — Beitz. geb. 1873.

Skinner. — Arch. générales de méd., 1837.

Schmidt. — Journal de Hufeland, 1806.

Stedmann. — Boston. Gynéc. Journal, 1875.

Terrillon. — Société anatomique, 1879.

Velpeau. — Médecine opératoire.

Vehrner. — Mém. sur les hygromas kystiques congénitaux, 1843.

Verdier. — Revue médic., 1826.

Verneuil. — Bulletin thérapeut., 1856.

Weber. — Arch. f. gyn., 1870.

Velpeau. — Ar., 1824.

Verneuil. — Archiv. médecine, 1855, p. 657.

Veling. — Thèse de Strasbourg, 1846.

Wernick. — Beitrage t. III.

Tourneux. — Bulletin médical du Nord, juillet, 81.

Tourneux et **Martin**. — Journal de l'anatomie, 1881.

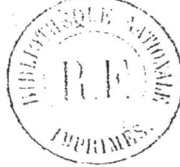

)65.
nière.

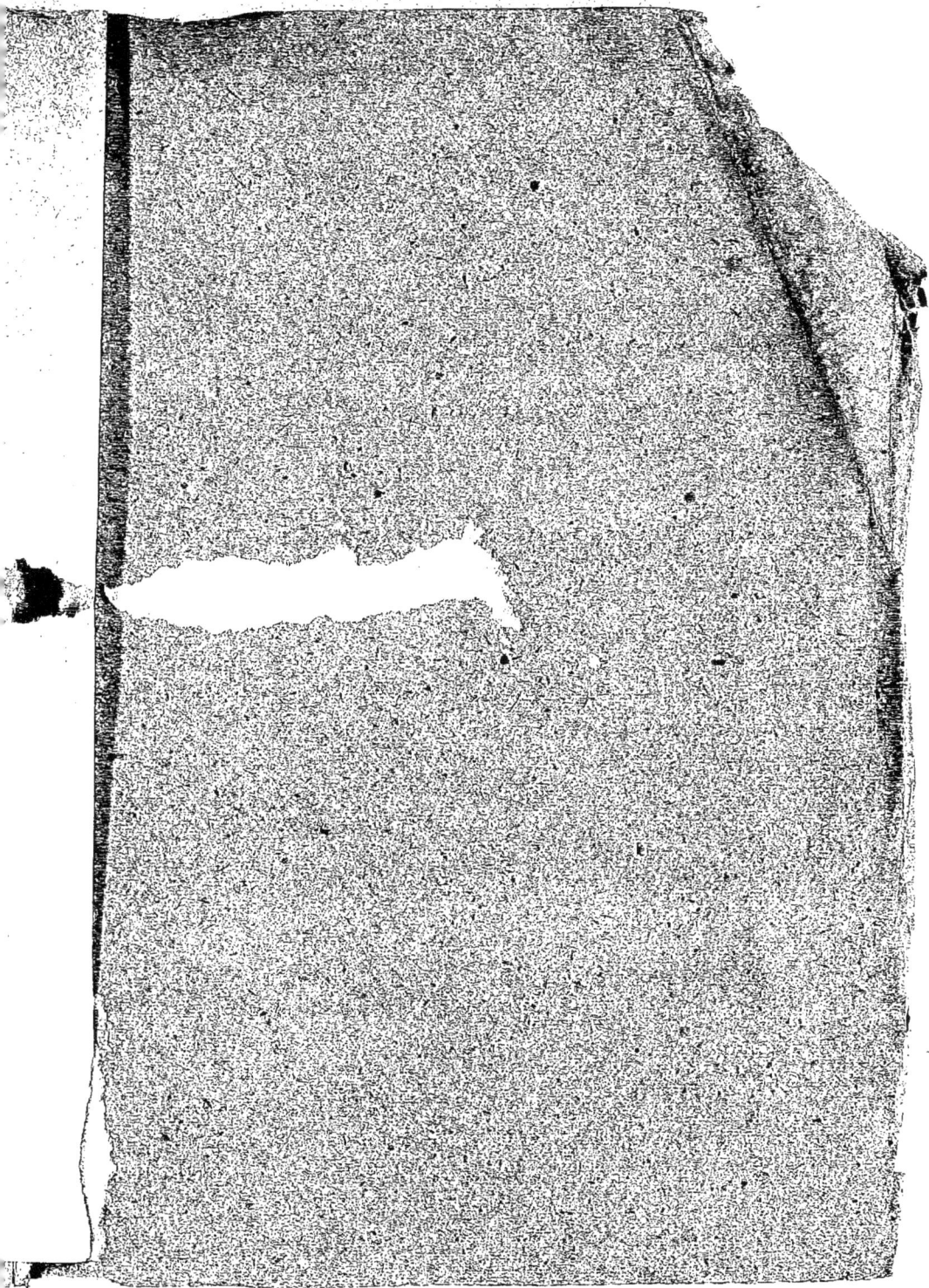

Union générale de la librairie Ch. Bayle et Cie, 11 et 10, rue de l'Abbaye, Paris.

www.ingramcontent.com/pod-product-compliance
Lightning Source LLC
Chambersburg PA
CBHW072315210326
41519CB00057B/5147